李向波 著

CRITICAL CARE AND FIRST AID

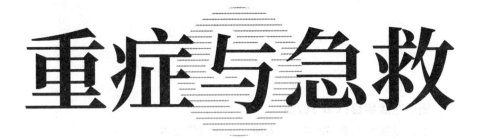

重症与急救

只为做好一件事：县市级基层医院的重症与急救。

U0292631

天津出版传媒集团

天津科学技术出版社

图书在版编目（CIP）数据

重症与急救／李向波著 — 天津：天津科学技术

出版社，2021.5

ISBN 978 – 7 – 5576 – 8905 – 6

Ⅰ．①重… Ⅱ．①李… Ⅲ．①险症－急救 Ⅳ．①R459.7

中国版本图书馆 CIP 数据核字（2021）第 063261 号

重症与急救
ZHONGZHENG YU JIJIU

责任编辑：张 跃

　　　　　天津出版传媒集团
出　　版：────────────────
　　　　　天津科学技术出版社

地　　址：天津市西康路 35 号

邮　　编：300051

电　　话：(022)23332399

网　　址：www.tjkjcbs.com.cn

发　　行：新华书店经销

印　　刷：新乡市天润印务有限公司

开本 710 × 1010　1/16　印张 13　字数 187 000

2021 年 5 月第 1 版第 1 次印刷

定价：38.00 元

CONTENTS
目　录

上篇

管理、思维与指挥

谈谈重症医学科的管理模式

【导言】现代重症医学在我国从起步到发展，已经有几十年的时间了，但到目前为止，重症医学科的科室建设和管理模式尚没有实现统一。由于各级医院规模大小不一，技术力量强弱不一，地区差异也很大，在今后相当长时间内这样的状况还会持续下去。本节对重症医学科的不同管理模式进行讨论，便于医院根据自己的实际情况选择合适的管理模式。

重症病人的病房该在哪？

我们先从下面这个问题说起，有四个病人：病人 A 多发骨折，伴有休克、呼吸困难；病人 B 心肌梗死，合并心力衰竭、休克；病人 C 颅脑损伤，昏迷、休克；病人 D 肺炎，并发呼吸衰竭、心力衰竭。这四个病人既有专科疾病，又属于重症病人，住院时应该入住到哪个科室呢？

这个问题看似简单，但是真正在医院工作的医务人员知道，其实没那么简单。不管急诊还是门诊，分诊、入院这两个环节并不轻松，如果做的不恰当可能会增加就医环节，甚至会延误救治。

一般认为，病人 A 应该住到骨科病区，病人 B 应该住到心内科病区，病人 C 应该住到神经外科病区，病人 D 应该住到呼吸科病区。传统的分科理念认为，疾病应该按系统分科，虽然各系统的疾病有轻症，也有重症，但是轻症和重症只是程度的差别，重症疾病是轻症疾病的发展和延续，从轻症到重症是量的改变，这种量的改变仍然是在这个系统的范围之内的。

基于这样的认识和理解，各专科病房设置了针对普通病人的病房，和针对重症病人的抢救室，大的科室还设置了重症监护室。像这样的四个病人可以分别住到相应病区的抢救室或重症监护室。

但是人们还注意到：不同系统之间的重症病人，反倒有很多共同点。比如，上面举例的这四位病人，尽管他们的起病原因不同、所属的专科不同，但是他们都具有多器官功能障碍这个共同点，他们都需要对多个器官功能进行支持，他们的治疗在某些阶段大致一样，甚至完全相同。在这个时间段，病人的专科情况可能并不是主要矛盾，或者只是主要矛盾之一。如果把各个系统的重症病人集中在一起，可能更便于管理，还有利于集中优势医疗资源。基于这样的想法，便产生了最初的重症监护病房（intensive care unit, ICU）。重症监护病房和专科病房的抢救室或重症监护室是不一样的，这里医疗设备相对齐全，医务人员经过专门的重症知识的培训，重症病人在这里增加了安全性，提高了抢救成功率。按照这样的认识，上面所说的 A、B、C、D 四位重症病人都应该统一收住到重症监护病房（ICU）。

将各专科的重病人集中在重症监护病房（ICU）统一管理，已越来越得到人们的认可。

重症病人该由谁来管？

这样又产生了新的问题，病人到了重症监护病房（ICU），那么重症监护病房（ICU）和原来的专科病房，究竟谁是病人的管理者。

尽管重症病人在某一个期间内，器官功能衰竭是其主要矛盾，是危及生命的主要原因，器官功能支持是非常重要的治疗措施。然而，病人毕竟还是有各自不同的专科情况，有些专科情况还必须得到专科病房的紧急处理，如果不及时处理会加剧器官功能的衰竭。

围绕着这个问题，有三种认识：第一种是传统的认识，认为轻症和重症只是程度的差别，是量的差别，这种量的改变仍然在这个系统的范围之内，所以，原来的专科病房的医师仍然是病人的主要管理者。重症病人进入ICU仅仅是救治场所的改变，主要是为了利用ICU的设备和资源，以及护理上的人员优势，医疗活动仍要靠原来的专科病房医生。第二种认识认为，轻症患者和重症患者之间已经不再是量的区别了，而是质的区别。重症疾病不是轻症疾病的延续，而是另外一种病理生理情况的发生。认为重症监护病房（ICU）的医生才应该是重症病人的主要管理者。还认为重症监护病房（ICU）应该是一个独立的专科，应该称为重症医学科。重症病人进入ICU不仅仅是救治场所的改变，也是所属科室的改变。重症病人的管理者应该是重症监护病房（ICU），重症病人的专科情况可以请专科病房的医生来处理。第三种认识认为，重症病人的器官功能衰竭和专科情况同等重要，重症病人应该由重症监护病房（ICU）和专科病房共同管理。

由于上述理念认识的差别，加之医院规模的大小、技术力量的强弱不同，目前我国重症医学科的管理有这样三种模式：第一，以专科病房为主的管理模式，又称为开放式管理模式，ICU病人的管理权属于各专科，原来的经管医师仍然是病人的主管医师，ICU的医生仅负责基本监测和常规治疗。第二，以ICU为主的管理模式，又称为封闭式管理模式，病人的管理权属于ICU，病人转入ICU后，原来的经管医师不再是病人的主管医师，ICU的接管医师成为病人的主管医师，如有专科情况需要诊察处理，可请专科医师会诊。第三，ICU和各专科共管的模式，又称为半封闭模式，ICU和各专科共同负责患者的诊疗工作。

我们来分析一下这三种模式的优缺点。

第一种是以专科病房为主的管理模式，优点是重症监护病房（ICU）容易建科，只需要有地方场所、设施设备和适当培训的医护人员即可，病人的处理、决策、查房、医嘱开立等主要医疗活动由专科病房的医师来做。但也存在缺点：一是对专科的依赖大，专科病房的医师来回跑不方便。二是专科医师缺乏重症知识，治疗处理措施可能不到位。三是病情观察有赖于重症监护病房（ICU）医务人员，而处理要靠专科医师，职责和任务都是"两张皮"，容易造成推诿。这种模式一句话概括就是"有 ICU 而无重症医学"。但是在中小医院，这种模式的应用还是很普遍的，主要原因还是技术力量有限，缺乏技术过硬的重症医学人才。但是在一些大的医院，也不乏这种模式，则主要是认识和管理上的问题。

第二种是以 ICU 为主的管理模式，病人转入 ICU 后，原来的经管医师不再是病人的主管医师，ICU 的接管医师成为病人的主管医师，如有专科情况需要诊察处理，可请专科医师会诊，病人的管理权力完全属于ICU。这种模式的优点是权力明确，责任清晰，便于管理，无法推诿。缺点，也是难点，就是对 ICU 医务人员的要求很高，面对的全是重症病人。他们需要具备过硬的重症医学知识，还要具备一定程度的专科知识与经验，需要有积极主动的工作态度，还要有探索钻研的兴趣，还得能吃苦耐劳，还需要有很好的沟通技巧，只有这样，才能承担起管理重症病人的职责。其实，所谓的管理病人的权力，实际上更是一种责任。这种模式权责清晰明确，当然是最理想的模式了，但是要真正做到做好，却谈何容易，实际上多数医院都做不到，只有少数医院才能做到。然而，这种模式是重症医学发展的趋势。

第三种是共管的模式，这种模式看起来重症监护病房（ICU）和原来的专科病房两方都能兼顾到，各有权力和责任，建科也相对容易。但是责任不明确，容易推诿，是最不理想的模式。

有很多医院的管理模式不很明确，介于上述三种之间，或偏重于某一种，也有的医院，起初采用第一或第三种模式，逐渐向第二种模式转变。

重症医学亚专科与专科 ICU

重症医学科的管理和模式还受另一个重要因素的影响，那就是作为新兴科室的重症医学科与传统的专科病房对专业领域的争夺。

虽然人们已经越来越认识到，重症医学应该是一门独立的专科，但是传统的专科病房也不愿意轻易放弃自己已有的专业领域，不愿意把自己系统的重症病人拱手相让。于是各专科也相继建设自己的专科 ICU，如 CCU、RICU、NICU、SICU、EICU、PICU 等。然而各系统的专科 ICU 在器官功能支持方面的处理上到底还是存在一些缺陷，这些缺陷主要还是源于专科思维，缺乏整体思维。专科病房也意识到了这个问题，一些大的专科病房也正在积极培养、发展自己的专科重症救治能力。但是专科医师要想甩掉专科思维的影子也是不容易的。

而重症医学科为了克服其在处理专科情况方面的缺陷，也想大力发展重症医学亚专科，重症呼吸、重症心脏、重症神经、重症消化、重症肾脏、重症外科、重症儿科等。然而重症医学亚专科也仅能在技术力量较强的大医院得到发展。

另外还有医院等级创建的要求，不管是三级医院还是二级医院，等级创建的标准中都有综合 ICU 及专科 ICU 的内容，也使一些医院不得不按照创建标准去设置 ICU。专科 ICU 的设置要求对于一些医院是不切实际的，很多二级或三级医院的部分专科，连自身一般业务的发展都很困难，但是为了等级创建工作，又要去创建要求更高的专科 ICU，只好东拼西凑，勉强建成一个不像样的专科 ICU，结果可想而知，设备不全，人员缺乏，不能使用。

小结

由于医院规模大小不一、技术力量强弱不一、地区差异显著、社会需求不同，所以，各地各级医院重症医学科的学科建设和管理模式也无法做到标准统一。在相当长的时间内，综合 ICU、专科 ICU 在各医院会共同存在或者此消彼长。

大型医院一般既有综合 ICU，也有专科 ICU。综合 ICU 还可分为内科综合 ICU 和外科综合 ICU，主要收治多器官功能严重衰竭的患者，管理模式可能是前述的三种模式之一。各专科 ICU 一般仍然隶属于各专科病房，主要收治单个器官功能衰竭的重症患者，或者症状相对较轻、专科性质强的重症患者。

中小医院一般只有综合 ICU，管理模式是前述的三种之一。有一些医院的部分专科设置有专科 ICU，隶属于专科病房。也有一些医院把综合 ICU 和专科 ICU 合并进行统一管理，称为"重症医学部"，这一模式也正在积极探索中。

谈谈重症救治的思维

【导言】人们发现，有时候各科专家都汇聚齐了，还是不能很好地解决重症病人的问题。一个看似各方面专家配置齐全的队伍并没有成为一个救治重症病人的理想团队，本节对这一问题进行论述。

先说一个病例，一名产妇在妇产科发生羊水栓塞，妇产科进行抢救。因为心率快且伴有休克，请来了心内科专家会诊，因呼吸困难又请来了呼吸科专家，意识模糊又请来了神经内科专家，有弥散性血管内凝血（DIC）又请来了血液科专家，尿少请了肾脏科专家，需要手术又请了麻醉科专家，因术后需转入 ICU 也请来了 ICU 医师，前后请了多名专家。因病情重也上报了医务科，医院很重视，由医务科组织会诊，业务副院长亲自主持。

可能很多医务工作者都经历过类似这样的抢救工作，这样一个几乎各系统专家都有、看似配置齐全的理想队伍，最终的救治工作却并不如意。之所以不如意，除了因为患者的病情重之外，人们也进行了反思，总觉得还缺了什么，应该能做得更好一些。

随着重症医学的发展，人们发现，缺的是重症救治的思维，缺的是重症救治的核心专家。人们意识到，重症病人的救治需要重症思维，重症思维的落实需要核心专家。

那么，什么是重症救治的思维呢？笔者认为，重症救治思维至少应包括以下内容。

第一，重症不是轻症的延续和伸展，是由一种新的病理生理情况的发生所导致的质的变化。

重症和轻症之间已经不再是量的区别了，而是质的区别，重症疾病不是轻症疾病的延续和伸展，而是另外一种病理生理情况的发生。这需要跳出专科思维，需要建立新的思路，需要建立新的思维。

专科思维总是从专科出发，把其他方面的症状和功能障碍理解为并发症，是从属于原发病的，请相关系统专家会诊解决即可。而重症思维认为，此时病情已发生了质的改变，一种新的病理生理情况已经发生，所出现的新的症状和功能障碍从根本上已经脱离了原发病，不能仅仅理解为并发症。

对于上面提到的病例，专科思维从原发病的角度考虑，局限于止血、输液、输血及对症处理，尽管也请了其他系统专家会诊，但还是局限于各自的专科。分析过多，行动过少，力度不够，且散乱不统一。而此时需要立即建立新的思维，要立即从全身炎症反应导致严重休克的角度，从DIC的角度，从急性呼吸窘迫综合征（ARDS）的角度，从器官功能支持的角度去处理，可能会改变最终结果。

第二，多器官功能障碍综合征是一个整体，不是各个器官衰竭的相加。

重症疾病的主要表现是多器官功能障碍综合征（MODS），MODS的最重要原因是全身炎症反应综合征（SIRS），它是一个全身的炎症反应所致的全身性的器官功能的障碍，并不是多个系统的器官功能障碍的简单相加。重症疾病是一个全身性的疾病，不是局部疾病的组合。

第三，重症医学科是救治重症病人的枢纽科室，重症医学专家是救治重症病人的核心专家。

专科医师常常意识不到病情的加重已经超出了自己认识的范畴，已经转变到了另外一个领域，往往还认为，只要专家都汇聚齐了，在哪抢救都一样。随着重症医学的发展，人们意识到，集中了优势医疗资源的ICU才是救治重症病人的理想场所，ICU应该成为救治重症病人的枢纽科室，高水平的重症医学科才能使重症病人更安全，抢救成功率才能更高。

对于重症病人，合适的专家会诊是必要的，但是会诊过多，或者专家太多未必有益。其实很多情况重症病人的诊断并不难，难点是抢救措施的落实，需要花费大量的人力、时间和精力。而组织会诊，专家的发言讨论会浪费掉宝贵的时间。有时候专家意见不一致，还会争论，可能更耽误事，比如患者很烦躁还缺氧，神经科专家认为需要镇静，而呼吸科专家反对，认为会抑制呼吸。类似于这样的问题，可能最后不得不由医务科长或业务副院长来决定。

而此时更需要重症医学的专家，只有重症医学专家才能发现病情的质的变化，才能从全身器官功能的整体角度看待问题，才能将各方面专家的意见分析通透，理出主要矛盾，做出合理的选择判断。所以重症医学科应该成为救治重症病人的枢纽科室，重症医学专家应该是救治重症病人的核心专家。

要想落实重症思维，想让核心专家发挥核心作用，重症医学科（ICU）的管理模式非常重要，本书前面"谈谈重症医学科的管理模式"中所述的三种管理模式中，只有其中的以重症医学科（ICU）为主的管理模式才能做到，而另外两种模式，即以专科病房为主的模式和共管的模式都难以做到。前文所举的病例中，很显然医院虽然有 ICU，但是 ICU 的管理模式属于以专科病房为主的开放式，治疗抢救依靠妇产科医师，妇产科先后又请了其他各专科医师会诊，只是在最后考虑到术后病人需要去 ICU，才通知了 ICU 医师。同时也看到，ICU 的技术力量薄弱，ICU 医师并未真正参与会诊抢救，也没有提出什么意见，这就是所谓的"有 ICU 而无重症医学"。

第四，重症医学专家既要有多方面的理论知识，还要有丰富的实践经验，才能挑起救治重症病人的担子。

重症医学专家理应成为救治重症病人的核心专家，但是能否真正挑起这个重担却是另外一回事。

理想的重症医学专家应该具有扎实的理论知识，需要有丰富的实践经验，要有很强的逻辑分析能力，还要有很好的各方沟通能力。只有这样，才能挑起这个重担，撑起这个大梁。前文的病例中，ICU 只提供场所，没有真正的重症医学专家，所以无法承担这一产科重症病人的抢救工作，只能让专科也就是妇产科来承担。而病情的发展已经超出了专科的范畴，只好让医务科来协调，业务副院长来指挥。真正的问题是缺乏核心的专家。

第五，重症病人的救治，有很强的时间性和现场性。

重症病人和普通病人的诊疗程序和方式有时候会有很大区别，普通病人可能需要多花一些时间反复询问病史，仔细做体格检查。但是对于重症病人，时间和速度显得尤为重要，有时只能花极短的时间了解情况，甚至是看一眼就必须判断出病人的严重程度，并做出下一步的行动安排，往往是治疗、检查、问病史同时进行，或多人分头进行，或交叉进行。有些情况如果能早一点手术，哪怕早一二十分钟，可能就成功了。

我们有时会遇到这样的情况，专科病房的病人病情加重，病房医生先组织抢救一会，或者请其他专家会诊再抢救一阵子，实在控制不住了，才转往 ICU，浪费了最初宝贵的抢救时间。

有时还会遇到一些特殊病人，其家属或领导过于关心，过多的干预、频繁的汇报与咨询，浪费医务人员的时间和精力。有时不管需不需要，领导一到就安排会诊，认为会诊总没有坏处，其实不解决问题的会诊反而浪费了时间和精力。

还有不合适的转院，有些家属不了解重症病人的救治思维和原则，只追求"大"，只要求到大医院，为了转院而转院。其实只要所处地区有能力救治，不一定要转院。因为转院使血压控制不好，镇静做不到位，手术延迟等导致病情加重的情况也时有发生。

总之，时间性和现场性是重症救治的重要思维，如果当地有能力救治时要就近抢救，不要为了转院而转院。当然，如果当地救治能力不足，就要及时转院，转院过程要尽最大努力做到稳妥。当有具体的问题需要通过会诊解决时才组织会诊，不要为了会诊而会诊。会诊的组织者要有重症救治思维，要向会诊专家强调发言要简明扼要，不要拖泥带水，要节约出宝贵的时间用于落实抢救措施。

以上是笔者所认为的重症救治所需的几大策略性思维，还有很多细节的、技术上的思维，会在本书的下篇"基础、理论与实践"中说明。

谈谈重症救治的指挥与协调

【导言】重症医学的重要性已经越来越得到人们的认可，发展重症医学也是许多医院的重要目标之一。但是如何发展却不容易，特别是中小医院困难更多，本节谈谈指挥和协调在重症救治中的重要作用。

重症救治工作中指挥与协调的重要性

我们看到有不少医院已经认识到重症医学的重要性，想要好好地发展重症医学，也花钱建了ICU，但是工作开展却不理想，ICU在医院内没地位，科室的绩效与待遇不高，医务人员不愿意到ICU工作。ICU与其他科室的配合也不顺畅，经常互相抱怨。有些医院，为了加强重症救治工作，除建了ICU之外，还专门成立了由各科专家组成的抢救小组，效果也不好。为什么有了ICU，重症救治工作还是运转不灵？究其原因，除了前面已经谈过的重症管理模式和重症救治思维之外，还有很重要的一点，就是指挥与协调工作不到位。

发展重症医学不是一件容易的事，不是建一个ICU就可以的。ICU只是救治重症病人的一个枢纽科室而已，而重症救治工作却是医院的一项整体工作，这项工作不仅仅是在 ICU 之内，其中有很多的工作内容是在 ICU 之外的。比如，第一个接触到重症病人的科室往往是急诊科，急诊科能否及时把病人收住到 ICU；再比如，重症创伤病人需要急诊手术，手术室能否及时安排人员和手术间；又比如，重症病人需要大量输血，输血科能否快速供应；还有，专科病房有病人病情加重，却有纠纷苗头，下一步如何处置；等等。这些事情都需要恰当、合适并及时的指挥与协调。如果能指挥协调到位，则重症救治工作会开展得很顺利；如果指挥协调不到位，科室之间拖延推诿，就会严重影响到重症救治工作。如上面所举的例子，急诊科医师由于未意识到病情重，或者有别的原因，把重症病人收住到其他科室；需要手术时，手术室说手术间暂时不够用需要等待；需要大量输血时，输血科说存血不够；有纠纷苗头时，ICU 不愿意接收。这些医学知识以外的情况，往往也会成为影响重症救治工作的重要因素。要解决这些问题，必须要有快速高效的指挥和协调。如果指挥协调不灵，反复出现这些情况，会形成恶性循环，最终导致整体的重症救治工作效率低、效果差。

重症救治工作中指挥与协调的复杂性

日常的重症救治工作一般有三个层面的指挥与协调，首先是院领导层面的指挥与协调，经常性的工作由业务副院长负责，有时候重大的抢救可能需要院长亲自来指挥与协调。接下来是职能科层面的指挥与协调，主要是医务科和护理部来完成。再下来是重症医学科的指挥与协调，主要由 ICU 的主任和护士长执行。有些特殊时间段，一些工作还需要总值班来指挥协调。

重症救治的指挥与协调工作比较复杂，它的复杂性体现在以下几个方面。

第一，重症医学科与其他专科既合作又矛盾的关系。随着重症医学的发展，重症医学科一方面在寻求着独立，另一方面也发现，重症医学科和专科病房之间的关系，并不同于专科病房之间的平等并列的关系，更多的是前后递进的关系。它们之间既相互依赖，又相互排斥，既有合作，又有竞争。还有许多工作重叠交叉，很容易造成推诿扯皮。

第二，重症医学科与影像科、检验科、输血科、手术麻醉科、总务后勤等辅助科室和保障部门打交道的方式也往往与众不同，急事多，"插队"多，特殊要求多。有时候会打乱其他科室的节奏，可能会引起他们的不满，特别是节假日、双休日、晚上等时间段。因为重症病人的许多事可能会很急，不能等，要解决这些问题还必须依赖于，甚至是"有求于"其他科室，其他科室能否理解则不好确定。

第三，重症与急救方面需要指挥、协调、决策、安排的事情很多且很杂乱，比如会遇到喝酒中毒闹事的重症病人或者家属、打架受伤闹事的重症病人或者家属、未找到家属的重症病人、医疗费用无着落的重症病人，等等。病人的病情可能还很急，有些需要急诊手术抢救，而有时候家属很焦虑甚至很暴躁。

第四，有一些中小医院的 ICU，病人数量不稳定，忙闲不均，且没有规律。病人多时医务人员紧张，易产生怨气；病人少时，工作量不饱和，容易引起其他科室的不满。而各部门的临时人员调动可能会不合理，可能会对重症救治工作产生不利影响。

如何才能做好重症救治工作中的指挥与协调

一、指挥者要有一定的重症医学知识，要有重症救治的思维

指挥者要具有一定的重症医学知识，要有重症救治的思维，这对于能否正确判断当时的情况很重要。指挥者不能仅靠听汇报做判断，因为汇报者往往会有自己的倾向，指挥者要在汇集各方信息的同时，根据自己的知识和思维做出合适的判断。

另外，有些指挥与协调工作有很急迫的时间性，如果指挥者能懂得一定的重症医学知识，有重症救治的思维，就会很快做出合理的判断和决策；否则，就得听汇报，征询意见，会影响到判断和决策的速度。

二、指挥者要会综合分析、判断

医院管理方面往往都会有一些预案和流程，但是，指挥者要知道，即便是再全面的流程和预案，都不能解决所有问题。重症病人的救治更是这样，几乎所有重症病人的情况都不完全一样，每一个新病人都会是一种新情况，总有一些预想不到的事，所以指挥者要根据当时情况，按照救死扶伤的原则，充分发挥主观能动性，会综合分析判断，才能解决好问题。要以解决问题为导向，能看到问题的实质，避免机械地、孤立地、片面地看待问题。

三、指挥者要有一定的指挥技巧

知识与思维在做判断和决策时尤为重要，而在落实执行的时候更需要一定的技巧。认真、严谨、按程序操作等这些常规要求这里不多说，笔者认为下面一些指挥技巧可能会被忽视：（1）重要的小事要专人专干，比如抢救外伤病人时，活比较多，护士去输血科取血时，往往还想着跑一趟顺便再送个标本，再顺便到检验科把化验单捎回来，这样看似多干了活，却影响了最重要的输血时间，这时候，指挥者要交代清楚取血时只干取血这一件事，不要去干别的事。（2）指挥者要了解指挥对象的能力和特点，有的人做事只需交代一次，有的人则需要反复强调。（3）为了提高效率，要允许适当的混乱存在，只有不过于拘泥于小的细节，才能提高效率。有的指挥者要求工作零失误，这是做不到的，过分追求零失误，必然导致效率低下。抢救工作中最容易出现的是物品掉落，对于不重要的物品掉落不必过于苛责，有些指挥者遇此情况会对下属大发雷霆，严厉斥责，甚至会严厉处罚，结果导致下属每一个步骤都谨小慎微，影响时间和效率。允许存在适当的混乱，并不是提倡存在混乱，只是对于那些不能避免而且不影响救治效果的混乱不要过于苛责。（4）虽然允许存在适当的混乱，但是关键环节不能失误，为确保这一点，在一些关键环节可能需要设置双保险或三保险，这又要求指挥者必须具备重症医学知识，才能确定哪些环节是关键环节。

四、要做好平时的队伍建设，要重视团队精神的培养，要重视思想教育

重症病人的救治需要的是团队，团队的培养不是一朝一夕的事，需要在平时加强团队建设。要加强业务学习，练好基本功，成员之间要互相了解，形成默契。

团队要有团队精神，团队精神不是喊口号喊出来的，大家要有发自内心的一致的想法和目标，这样才会形成有战斗力的真正的团队精神。

要加强思想教育，思想教育不是泛泛的说教，指挥者要懂一定的心理学、管理学、哲学、历史学、社会学、国际学、经济学等多学科知识，指挥者要善于讲道理，讲话要符合逻辑，要有趣味性，还要有实际意义，要符合科学，要有正面意义。

五、平时要理好理顺 ICU 与各科室的利益关系

在平时的管理和工作中要理好 ICU 与各专科病房的关系，重症病人该如何收治，救治工作该如何配合，这方面没有现成的模式去模仿，适合别人的不一定适合自己，要经常总结反思，善于探索思考，根据实际制定出合适的方法，并不断完善。

重症病人的救治是团队，有时还是多团队的协作，在绩效方面要兼顾好。绩效方案要简洁好操作，不要过于追求公平而制定复杂的绩效方案，

导致工作人员把大量精力用于绩效核算。要简化绩效方案，让工作人员把主要精力放在重症救治活动上。

绩效方案还要考虑到 ICU 的工作量可能不均匀，业务量起伏较大。另外设备成本支出大，用药档次高，药品占比和基药比例可能波动大等因素，制定出合适的绩效方案。不要让医务人员因绩效方案而产生怨气，并把怨气带入到工作中去。

六、指挥者要有吃苦耐劳的精神

指挥者要有吃苦耐劳的精神，要有好的体质，随时保持好的体力。重症救治的指挥与协调工作很烦琐，有时会持续数天，频繁的观察、决策、调整、联系。比如本书"输血"一节中提到的那位重症病人的救治，曾经粗略统计了一下，在患者入院后 24 小时内，笔者的手机通话记录将近 300 次，平均每小时十几次，其中在出血最多、最紧张的 2 小时内有 60 余次的通话记录，约两分钟一次，抢救工作持续了一周病情才基本稳定。如果没有吃苦耐劳的精神和好的体质，指挥工作将难以完成。

七、指挥者平时要注意树立权威和威信

职位往往只能给指挥者带来有限的权威和威信，更有价值的权威和威信需要指挥者平时注意树立。做事要认真负责、果断利索，要言而有信、勇于承担，要尊重科学、减少失误，时间久了就会树立起权威和威信。而如果经常"说话不算数"，不愿担责、不爱学习、判断失误、指挥错误，导致工作重复、事倍功半，没有效率，时间久了，就会失去权威和威信。

下篇

基础、理论与实践

炎症和全身炎症反应综合征

【导言】炎症是很多疾病的基础，全身炎症反应综合征（SIRS）是重症病人核心的病理生理综合征之一，是多器官功能障碍综合征（MODS）重要的发病机制。本书的下篇从炎症和 SIRS 开始谈起，然后再介绍休克、ARDS、DIC 及凝血病，这些病理生理过程往往密切关联、互为因果、互相促进，最终发展为 MODS。要深入理解 SIRS，必须先全面了解炎症反应的基础知识，知道炎症介质的作用，知道细胞因子的作用，还要理解"炎症的瀑布效应"与"细胞因子风暴"在 SIRS 发生机制中的意义。本节主要叙述这些知识，另外还介绍了关于 SIRS 的名称、诊断标准的争议，以及笔者所理解的 SIRS 的实质。

人们早就发现，机体的某个系统受到严重打击或损伤后，没有遭受损伤的器官也可能会发生功能衰竭，最终出现多器官功能障碍综合征（MODS）。如四肢的严重骨折可能会引起急性呼吸窘迫综合征（ARDS），引起肾功能衰竭；严重的肺部感染会引起休克，引起弥散性血管内凝血（DIC）。人们想到创伤、感染等启动了某种机制，引起了 MODS。通过大量研究，也提出过许多学说，比如"内毒素学说""自由基学说""代谢学说"等。现在人们越来越认为，SIRS 对 MODS 的发生起着最重要的作用。

全身炎症反应综合征（SIRS）是 1991 年美国胸科医师学会（ACCP）和危重病医学会（SCCM）在芝加哥联合召开的讨论会上提出的，并制定了诊断标准。这个概念得到了广泛关注和普遍认同。

炎症的概念

外源性和内源性损伤因子可引起机体细胞和组织发生各种各样的损伤性变化，与此同时机体的局部和全身也发生一系列复杂的反应，以局限和消灭损伤因子，清除和吸收坏死组织和细胞，并修复损伤。机体的这种复杂的以防御为主的反应称为炎症。

炎症是具有血管系统的生命个体对损伤性因素所产生的防御反应。从单细胞动物到血管尚未发育的无脊椎动物均可对损伤因子发生反应，包括吞噬损伤因子、通过细胞或细胞器肥大以中和有害刺激物等，但这些都不能称为炎症。只有当生物进化到具有血管时，才能发生以血管反应为主要特征的，同时又保留了上述吞噬和清除等反应的复杂而完善的防御活动，这种现象才能称为炎症。因此血管反应是炎症过程的中心环节。

炎症细胞活化是炎症的重要基础。炎症细胞主要包括中性白细胞、单核–巨噬细胞、血小板和内皮细胞等。炎症细胞受到刺激会发生细胞变形、黏附、趋化、迁移、脱颗粒及释放等反应，称为炎症细胞活化。炎症细胞活化，对于增强机体防御能力、清除病原体具有积极意义，但是炎症细胞过度活化后，可浸润在组织中，释放氧自由基、溶酶体酶及许多炎症介质，引起组织细胞的损伤，严重时会导致 SIRS，并引起 MODS。

各学科对炎症细胞的定义不完全一致，也有认为当白细胞由血管内游出到血管外后才称为炎症细胞。

炎症的原因

凡能引起组织和细胞损伤的因子都能引起炎症：（1）物理性因子，如机械性损伤、高温、低温、紫外线和放射线等。（2）化学性因子，如各种中毒、强酸、强碱，以及一些病理条件下堆积于体内的代谢产物如尿素等。（3）生物性因子，如细菌、病毒、真菌、寄生虫等的感染。

（4）组织坏死，如缺血或缺氧等引起的组织坏死。（5）变态反应。

炎症的临床表现

炎症的临床表现包括局部表现和全身反应。

局部表现：红、肿、热、痛和功能障碍。发红和发热是由于局部血管扩张、血流加快所致。肿胀是由炎症局部的充血，液体和细胞成分的渗出引起的。在此基础上会引起局部脏器的功能障碍。

全身反应：炎症的全身反应包括发热、厌食、嗜睡、肌肉蛋白降解加速、补体和凝血因子合成增多、外周血的白细胞数目的改变等，严重的会引起脏器功能障碍或衰竭。

急性炎症的类型

急性炎症可分为浆液性炎、纤维素性炎、化脓性炎和出血性炎。

浆液性炎：以浆液渗出为特征，渗出物以血浆成分为主。主要发生在黏膜、浆膜和疏松结缔组织。浆液性渗出物在表皮内和表皮下可形成水泡。浆膜的浆液性炎可引起体腔积液，关节的浆液性炎可引起关节腔积液。黏膜的浆液性炎又称浆液性卡他性炎，卡他（catarrh）一词源于希腊语，是渗出物顺势下流的意思。浆液性炎一般较轻，易于消退，但渗出过多会产生不利影响，如喉头浆液性炎造成的喉头水肿可引起窒息，胸膜腔和心包腔浆液性积液可能会影响心肺功能。

纤维素性炎：以纤维蛋白原渗出为主，继而形成纤维蛋白，即纤维素。纤维蛋白原大量渗出说明血管壁损伤严重，是通透性明显增加的结果。纤维素性炎易发生于黏膜、浆膜和肺组织。发生于黏膜时渗出的纤维蛋白、坏死组织和中性粒细胞共同形成伪膜，称为伪膜性炎。发生在肺的纤维素性炎除了有大量渗出的纤维蛋白外，还可见大量中性粒细胞，常见于大叶肺炎。

化脓性炎：以中性粒细胞渗出为主，并有不同程度的组织坏死和脓液形成。多由化脓菌（如葡萄球菌、链球菌、脑膜炎双球菌、大肠杆菌）感染所致，也可由组织坏死继发感染产生。黏膜的化脓性炎又称脓性卡他性炎。疏松结缔组织的弥漫性化脓性炎称为蜂窝织炎，常发生于皮肤、肌肉和阑尾。脓肿是局限性的化脓性炎。疖是毛囊、皮脂腺及其周围组织形成的脓肿。

出血性炎：出血性炎的渗出物中含有大量红细胞，炎症灶的血管损伤严重，常见于流行性出血热、钩端螺旋体病和鼠疫等。

上述各型炎症可单独发生，也可合并存在。

急性炎症的病理生理表现

血管反应是炎症过程的中心环节，因此急性炎症的主要病理生理表现均与血管反应密切相关。

1. 血流动力学的改变。损伤发生后，血流动力学方面按顺序发生改变：细动脉短暂收缩—血管扩张和血流加速—血流速度减慢。细动脉短暂收缩在损伤发生后立即出现，仅持续几秒钟。接着发生细动脉扩张，然后毛细血管扩张同时开放的毛细血管数量增加，使局部血流加快，血流量增加，这是局部发红发热的原因。之后血管通透性升高，血流速度减慢，渗出增多，并导致血管内红细胞浓集和血液黏稠度增加。最后在扩张的小血管内挤满红细胞，称为血流停滞。血流停滞有利于白细胞黏附于血管内皮并渗出到血管外。急性炎症过程中血流动力学改变的速度取决于损伤的种类和程度。极轻的刺激引起血流加快仅持续 10 ～ 15 min，然后逐渐恢复正常。轻度的刺激引起血流加快可持续几小时，随后血流速度减慢，可能会发生血流停滞。重度的刺激 15 ～ 30 min 内即出现血流停滞。更严重的损伤在几分钟内即发生血流停滞。

2. 血管通透性的增加。微循环血管通透性的维持主要依赖血管内皮细胞的完整性，炎症过程中，血管通透性增加的主要原因是血管内皮细胞的改变。以下机制可引起血管通透性增加：（1）由组胺、缓激肽、白细胞三烯和P物质等作用于内皮细胞使内皮细胞迅速发生收缩，内皮细胞间出现缝隙，另外白细胞介素1（IL-1）、肿瘤坏死因子（TNF）、γ干扰素（IFN-γ）、缺氧和某些亚致死性损伤可引起内皮细胞骨架重构，也会引起内皮细胞发生收缩。（2）内皮细胞的穿胞作用增强。（3）内皮细胞的直接损伤。（4）内皮细胞的凋亡。（5）白细胞介导的内皮细胞损伤。（6）炎症修复过程中形成的新生血管内皮细胞，其细胞间连接不健全等。上述这些引起血管通透性增加的因素可同时或先后起作用。

血管通透性的增加，使富含蛋白质的液体渗出到血管外，聚集在组织内称为炎性水肿。若聚集于浆膜腔则称为浆膜腔炎性积液。引起炎性水肿的主要因素是血管通透性增加，此外还包括：血管扩张和血流加速引起流体静力压升高和血浆超滤；富含蛋白质的液体渗出到血管外，使血浆胶体渗透压降低，组织内胶体渗透压升高。

血管通透性增加所引起的炎性水肿的意义：（1）稀释和中和毒素，减轻毒素对局部的损伤作用。（2）为局部浸润的白细胞带来营养物质并运走代谢产物。（3）渗出物中所含的抗体和补体有利于消灭病原体。（4）渗出物中的纤维素交织成网，可限制病原微生物的扩散，有利于白细胞吞噬消灭病原体，纤维素网架在后期还可成为修复的支架，有利于成纤维细胞产生胶原纤维。（5）渗出物中的病原微生物和毒素随淋巴液被带到淋巴结有利于细胞和体液免疫的产生。

但是渗出物过多会产生压迫和阻塞作用，可能会影响器官功能，渗出物中的纤维素吸收不良还可发生机化。

3.白细胞的渗出。炎症反应最重要的功能是将炎症细胞输送到炎症病灶，白细胞渗出是炎症反应最重要的特征。白细胞的渗出过程是复杂的连续过程，包括白细胞边集和滚动、黏附和游出、在组织中游走等阶段，并在趋化因子的作用下到达炎症灶，在局部发挥重要的防御作用。

炎症的不同阶段游出的白细胞的种类有所不同。在急性炎症的早期即 24 h 内，中性粒细胞首先游出，24 ~ 48 h 则以单核细胞浸润为主，这是因为中性粒细胞寿命短，经过 24 ~ 48 h 后中性粒细胞即凋亡和崩解消失，而单核细胞在组织中的寿命长。中性粒细胞停止游出后，单核细胞可继续游出。另外，中性粒细胞能释放单核细胞趋化因子，因此中性粒细胞游出后必然引起单核细胞游出。此外，致炎因子不同，渗出的白细胞也不同，葡萄球菌和链球菌感染以中性粒细胞浸润为主，病毒感染以淋巴细胞浸润为主，一些过敏反应则以嗜酸性粒细胞浸润为主。

从血管渗出到达炎症灶的白细胞，通过吞噬作用和免疫作用构成炎症过程的重要防御环节。发挥吞噬作用的细胞主要是中性粒细胞和巨噬细胞，发挥免疫作用的细胞主要是单核细胞、淋巴细胞和浆细胞。抗原进入机体后，巨噬细胞将其吞噬处理，再把抗原呈递给 T 细胞和 B 细胞，免疫活化的淋巴细胞分别产生淋巴因子或抗体，发挥杀灭病原微生物的作用。

炎症过程中，白细胞还可将释放产物到细胞外间质中，从而对组织产生损伤作用。中性粒细胞释放的产物包括：溶酶体酶、活性氧自由基、前列腺素（PG）、白细胞三烯（LT）。这些产物可引起内皮细胞和组织损伤，加重原始致炎因子的损伤作用。单核巨噬细胞也可产生组织损伤因子。这种白细胞释放产物的组织损伤作用也是引起 SIRS 并最终导致 MODS 的重要原因之一。

炎症介质

炎症介质是参与炎症反应的一系列化学物质，种类很多，已发现的有一二百种，仍有新的炎症介质不断被发现。炎症介质是热门研究课题，关于炎症介质的名称、概念和分类还没有统一。在名称上一般称为炎症介质，也有称为炎性介质、化学介质、炎性因子的。直至目前炎症介质尚没有权威的准确定义，各种表述不完全一致，一般指"在炎症过程中由炎症细胞释放或从体液中产生，参与或引起炎症反应的化学物质的总和"，或表达为"参与并介导炎症反应的化学因子的总和"。

炎症介质主要通过与靶细胞表面的特异性抗体结合发挥其生物学效应，也有少数炎症介质本身具有酶活性，还有一小部分可介导氧化损伤。炎症介质的半衰期很短，一旦激活或分泌到细胞外，很快便被酶降解灭活，或被拮抗分子抑制或清除。一种炎症介质可以作用于多种靶细胞，而一种靶细胞也可以接受多种炎症介质的作用。炎症介质作用于靶细胞后可引起靶细胞产生次级炎症介质。

炎症介质涉及的领域很多，包括免疫学、病理学、病理生理学、生物化学、药学、微生物学、临床医学、肿瘤学、血液学等。由于专业性质和研究侧重点的不同，各专业对于炎症介质的分类也不完全相同。按炎症介质的来源可以把炎症介质分为两大类：一类是细胞释放的炎症介质，这一类中又按不同细胞的释放分成许多小类；另一类是来源于体液的炎症介质。按有无直接生物学毒性也可把炎症介质分为两大类，一类具有直接的生物学毒性，如溶酶体酶、弹性蛋白酶、过氧化物酶、胶原酶、氧自由基等，可以直接攻击和破坏入侵的微生物等靶物质；另一类无直接生物学毒性，但能作为调节因子对炎症过程产生影响。按炎症介质对炎症的促进和抑制作用可分为促炎介质和抗炎介质。也有按功能分类的。

下面从重症医学的临床角度对炎症介质进行分类介绍。

首先按炎症介质的来源分为两大类：细胞释放的炎症介质（细胞源性炎症介质）和体液中产生的炎症介质（血浆源性炎症介质）。

由于细胞源性炎症介质更为复杂，我们先来说血浆源性炎症介质。血浆中存在着三种相互关联的系统：激肽系统、补体系统、凝血/纤溶系统。这三个系统的产物都是重要的炎症介质。实际上凝血/纤溶系统是凝血和纤溶两个系统，血浆源性炎症介质应该是激肽系统、补体系统、凝血、纤溶四个系统的产物，但是一般都将凝血 / 纤溶看作一个系统。

血浆源性炎症介质主要在肝脏合成，以前体的形式存在，需经蛋白酶水解才能激活。

炎症过程中血管内皮细胞损伤，使组织因子大量释放，同时内皮细胞损伤又使胶原纤维暴露，于是激肽系统、补体系统、凝血 / 纤溶系统相继被激活。被激活后的很多产物具有扩张血管、增加血管通透性的炎症作用，如缓激肽、C_{3a}、C_{5a}、X_a、纤维蛋白降解产物等；还有一些产物有调控白细胞的作用，如 C_{5a}、C_{3b}、iC_{3b} 等；另有一些产物具有趋化作用，如激肽原酶、C_{3a}、C_{5a} 等。

实际上这一类炎症介质大多数是在血浆中的，但也有一些存在于组织液中，恰当的名称应该是"体液中的炎症介质"，然而在实际学习和工作中常常被称为"血浆源性炎症介质"，读者要知道这两个概念的区别。

再来说细胞释放的炎症介质，目前已发现的细胞源性炎症介质有七类：血管活性胺、花生四烯酸代谢产物、白细胞产物、细胞因子、血小板激活因子、一氧化氮、神经肽。

从这七类细胞源性炎症介质的名称上我们可以看出，按来源归类的有白细胞产物、神经肽；按功能归类的，有血管活性胺（血管活性）、血小板激活因子；按物质属性特点归类的，有血管活性胺（胺）、花生四烯酸代谢产物、一氧化氮；细胞因子则是按其对免疫的调控特点单独归为一类的。由于细胞源性炎症介质的来源多样、作用复杂，所以无法按照一个标准进行系统分类，只能按每一类最显著的一两个特点作描述性的分类，下面逐一介绍。

血管活性胺：包括组胺和 5- 羟色胺，血管活性是它们的主要炎性作用，胺是其物质结构特点。组胺存在于肥大细胞、嗜碱性粒细胞和血小板中，5- 羟色胺存在于血小板和肠嗜铬细胞中。这些细胞受到刺激，迅速释放组胺和 5- 羟色胺，使血管扩张，通透性增加。

花生四烯酸代谢产物：花生四烯酸代谢产物包括前列腺素（PG）、白细胞三烯（LT）和脂氧素（LX）。前列腺素（PG）和白细胞三烯（LT）是促炎介质，脂氧素（LX）是抗炎介质。花生四烯酸（AA）是二十碳不饱和脂肪酸，广泛存在于体内多种器官，如前列腺、脑、肾、肺和肠等的细胞膜磷脂内，在炎症刺激因子和炎症介质的作用下，激活磷脂酶 A_2，使 AA 释放，通过环氧化酶或脂氧化酶途径，分别产生前列腺素（PG）和白细胞三烯（LT），在脂氧化酶产生 LT 的过程中，还可在 12- 脂质氧化酶作用下产生脂氧素（LX）。前列腺素（PG）是 AA 通过环氧化酶途径生成的代谢产物，包括 PGE_2、PGD_2、PGF_{2a}、PGI_2 和 TXA_2 等，参与炎症反应，引起发热和疼痛。白细胞三烯（LT）是 AA 通过脂氧化酶途径生成的代谢产物，包括 LTB_4、LTC_4、LTD_4、LTE_4 及 5-HETE 等。脂氧素（LX）是一种新的 AA 代谢产物，是炎症抑制因子。很多抗炎药物是通过抑制 AA 的代谢产物而发挥作用，如阿司匹林和非甾体抗炎药物可抑制环氧化酶活性，抑制前列腺素（PG）的产生。糖皮质类固醇可抑制磷脂酶 A_2、环氧化酶 2、炎症细胞因子（IL-1 和 TNF-α）的转录，而发挥抗炎作用。哮喘治疗药物齐留通可抑制脂质氧化酶，抑制白细胞三烯（LT）的产生。

白细胞产物：主要包括中性粒细胞和巨噬细胞释放的氧自由基和溶酶体酶。氧自由基包括超氧阴离子、过氧化氢和羟自由基。溶酶体酶包括酸性水解酶、中性蛋白酶和溶菌酶等。中性蛋白酶包括弹力蛋白酶、胶原酶和组织蛋白酶等。这些白细胞产物可以直接对致炎因子起到攻击和清除作用，发挥防御作用，还可以放大炎症反应。但是大量释放也会对机体组织和细胞造成伤害。这一类白细胞产物和下面要叙述的细胞因子有两个区别：一是白细胞产物大多直接对致炎因子产生生物毒性，攻击和破坏靶物质，而细胞因子一般无直接生物毒性，是作为调节因子对炎症过程产生影响的；二是从物质结构特点上说，细胞因子多是小分子多肽或糖蛋白，分子量一般较小，而白细胞产物如氧自由基和溶酶体酶，溶酶体酶的分子量要大一些，氧自由基的结构与细胞因子也不一样。

细胞因子：从广义上来说，只要是细胞释放的化学物质都可以叫细胞因子。这里介绍的细胞因子是狭义的概念，是指由激活的淋巴细胞、单核巨噬细胞、内皮细胞、上皮细胞和结缔组织细胞产生的，可以调节其他细胞的生理功能，参与免疫应答、介导炎症反应等生物学效应的小分子多肽或糖蛋白。根据功能分成七类，分别是：白细胞介素、干扰素、肿瘤坏死因子、集落刺激因子、转化生长因子–β（TGF–β）、生长因子、趋化因子。根据作用的靶细胞分成四类：调节淋巴细胞、调节自然免疫、激活巨噬细胞、各种炎症细胞趋化因子。也有的把趋化因子从细胞因子中划分出来，另列一类进行研究，不包括在细胞因子中。细胞因子在机体的生理和病理过程中发挥着多方面多领域的效应功能，目前主要研究范围集中在炎症、免疫应答调节和刺激造血这三个方面。参与炎症反应的细胞因子从功能上分为两大类：一类为促炎性细胞因子，包括 TNF–α、IL–1、IL–6、IL–12、IL–17、IL–18、IL–23、IL–32、IL–33、巨噬细胞迁移抑制因子等；另一类为抗炎性细胞因子，包括 IL–10、IL–13、IL–22、IL–37、TGF–β、IL–1Rα等。与急性炎症关系最密切的两个重要细胞因子是 TNF–α 和 IL–1。

血小板激活因子（PAF）：PAF 由嗜碱性粒细胞、血小板、肥大细胞、中性粒细胞、单核巨噬细胞和血管内皮细胞产生。能激活血小板，还可引起血管、支气管收缩。PAF 在极低浓度下可使血管扩张和小静脉通透性增加，作用比组胺强 100 ~ 10 000 倍。PAF 还可引起白细胞和内皮细胞黏附，促进白细胞趋化和脱颗粒。人工合成的 PAF 受体拮抗剂可抑制炎症反应。

一氧化氮：可由内皮细胞、巨噬细胞和脑内某些神经细胞产生，这些细胞利用精氨酸，在 NO 合成酶的作用下，合成 NO。NO 一方面可使小血管扩张，另一方面还可抑制炎症细胞反应，抑制血小板黏附、聚集和脱颗粒，抑制肥大细胞引起的炎症反应，抑制白细胞的游出。可见 NO 既有促炎作用，也有抗炎作用。

神经肽：存在于神经组织，具有多种生物活性，其中有些神经肽具有炎症介质作用。如 P 物质存在于肺和胃肠道的神经纤维内，可传导疼痛、引起血管扩张和血管通透性增加。

全身炎症反应综合征

炎症是机体最常见的疾病表现形式，通常情况下，炎症对机体是有益的，是机体的主动防御反应。机体通过一系列的血管反应，包括通透性增加、液体渗出、白细胞的渗出和激活等，稀释、中和、杀伤和包围损伤因子，同时机体通过实质和间质细胞的再生使受损伤的组织得以修复和愈合。但是炎症反应的有些因素在一定条件下会对机体造成伤害，例如渗出过多会对脏器的功能产生影响，炎症反应过强或失控可造成更严重的脏器功能障碍。

炎症反应是典型的多细胞和多因子共同参与的过程，炎症的平息也主要是由炎症介质来调控的。当致病因子被消除、组织被修复，炎症即平息。而在炎症过程中，不论致病因子被消除与否，组织却因为炎症反应受到了严重的损伤，甚至由于炎症过程被放大、失控，最后导致多器官功能障碍综合征（MODS），这就是全身炎症反应综合征（SIRS）。

关于 SIRS，一直没有权威的确切定义，总体的描述就是"失控的、严重的炎症反应"。关于 SIRS 发生机制的假说有许多，这里主要介绍如下几个。

一是抗炎促炎失衡说。炎症发生时，机体在释放促炎介质后，很快也释放各种抗炎介质，以便下调促炎介质的生成，控制炎症过度发展。促炎介质和抗炎介质之间维持平衡，使机体内环境保持稳定。如果失去平衡，当促炎介质占优势时表现为持续过度的炎症反应，即 SIRS，而当抗炎介质占优势时表现为代偿性抗炎反应综合征（compensatory anti-inflammatory response syndrome，CARS），机体免疫力下降。

二是炎症的瀑布效应说。炎症发生时，炎症细胞活化，释放炎症介质，而炎症介质又进一步激活炎症细胞，使之释放更多的炎症介质，从而形成炎症的瀑布效应。

三是细胞因子风暴说。随着细胞因子研究的深入，人们发现，严重感染或一些特殊感染时会发生细胞因子风暴（cytokine storm），又称高细胞因子血症（hypercytokinemia），表现为多种细胞因子在短期内大量分泌。另外，动物实验还发现，注入超大剂量的 TNF 可引起典型的SIRS，并导致 MODS。

四是二次打击说。病人受到致炎因子损伤后，形成第一次打击，此时有许多炎症细胞被动员了起来，处于"预发状态"。如果病情平稳，则炎症消退；如果病情进展，处于"预发状态"的炎症细胞会超量释放炎症介质，使炎症反应放大，甚至失控，这便是第二次打击。

不同病人、不同疾病的 SIRS 可能有一种或几种机制起作用。

SIRS 的诊断需要具备以下四条中的至少两条：（1）体温 > 38 ℃或 < 36 ℃。（2）心率 > 90 次 / 分。（3）呼吸 > 20 次 / 分，或过度通气，$PaCO_2$ < 4.26 kPa（32 mmHg）。（4）外周血白细胞计数 > 12×10^9/L 或 < 4×10^9/L，或未成熟粒细胞 > 10 %。

这一诊断标准是 1991 年美国胸科医师学会（ACCP）和危重病医学会（SCCM）联合在芝加哥召开的讨论会上制定的。后来很多学者认为这一诊断标准过于宽松，特异性差，临床指导意义有限。2001 年在华盛顿召开的多学会国际脓毒症会议对其进行了讨论，认为 SIRS 的概念仍然有用，暂时保留该术语但退居次要地位，或待今后通过免疫学和生物化学手段加以改进。

笔者认为 SIRS 的名称和诊断标准均有缺陷。SIRS 的名称仅表达出是一种全身性炎症，没有表达出炎症的严重、扩大甚至失控的特点。这个综合征的名称应该表达出这个概念应有的全身性、系统性、严重性的特征，不是一般性的全身炎症反应。SIRS 的诊断标准确实过于宽松，一个普通感冒就有可能达到这个诊断标准。炎症介质在 SIRS 的发生过程中起着重要的作用，如果在 SIRS 的诊断标准中加入一两项特征性的细胞因子的检测数值，可能会使 SIRS 的诊断标准更有特异性。

实际上，SIRS 和 MODS 是两个不同性质的综合征，它们既不是并列的，也不是前后递进的。SIRS 是一个过程，不应该称其为综合征，而 MODS 是这个过程中不同阶段的结果。或可将 SIRS 表述为"是炎症失控发展到 MODS 的过程"。

尽管 SIRS 的名称、定义、诊断标准仍不够完善，目前仍然认为 SIRS 导致 MODS 是重症病人最重要的发病机制。

休克再认识

【导言】休克是重症医学最基础的综合征之一，也是 ICU 病房出现最多的病症之一。本节仅强调一些可能会被忽视的知识。

休克认识和研究的四个阶段

医学界对于休克的认识和研究已有将近 300 年的历史，经历了四个阶段。

一是症状描述阶段。这是对休克认识的最初阶段，1895 年，沃伦

（Warren）和克赖尔（Crile）对休克的描述是"面色苍白和发绀、四肢湿冷、脉搏细速、脉压变小、尿量减少、神态淡漠和血压降低"。这些对于休克的描述，生动具体，至今还在使用。但是这一阶段对休克有显著疗效的措施几乎没有。

二是急性循环衰竭的认识阶段。第一、第二次世界大战期间，大量伤病员死于休克，人们对于休克有了较系统的研究。认为休克是急性周围循环衰竭所致，其中关键是血管运动中枢麻痹和动脉扩张而引起低血压，主张用肾上腺素类药抢救。虽然有一些患者使用肾上腺素后血压回升从而获救，但另一些患者的病情反而进一步恶化。

三是微循环学说的创立阶段。20世纪60年代，研究发现，休克时有效循环血量减少，组织器官血流灌注不足，提出了休克的微循环学说，认为休克发生的关键因素是血流而不是血压。治疗措施也发生了根本性变化，一反过去大量使用肾上腺素等升压药，把补充血容量提到了首位，并结合应用血管活性药，甚至使用血管扩张药改善微循环，提高了休克的救治成功率。

四是细胞分子水平研究阶段。20世纪80年代以来，休克的研究热点从低血容量休克转向感染性休克，并从细胞、亚细胞和分子水平对休克进行研究，取得了一些成果。

休克的分类

按病因分类：这是传统的也是目前最常用的休克分类，包括低血容量性休克（又分为失血性休克、创伤性休克）、感染性休克、心源性休克、过敏性休克、神经源性休克，即所谓的五大类休克。这种分类方法简单明了，有利于及时认识并清除病因。又将其中的低血容量性休克和感染性休克称为外科休克，曾经对休克病人住院时如何收治的问题起到了指导作用。烧伤引起的休克主要是失液，并非失血，也可归入到低血容量性休克，也有单独另列为烧伤性休克。随着重症医学的发展，休克成为重症医学领域的研究热点，人们已不再刻意把休克分为外科休克和内科休克。

按始动环节分类：机体有效循环血量的维持由足够的血容量、正常的血管舒缩功能、正常的心泵功能三个因素决定，任何一个因素出现问题均可引起休克。按始动环节的不同，把休克分为三类：低血容量性休克、血管源性休克、心源性休克。血管源性休克又称为低阻力性休克或分布性休克。这一分类方法在临床上的应用没有按病因分类的方法更广泛。

脓毒性休克与感染性休克

20 世纪末期，休克的研究热点从低血容量性休克转向感染性休克，提出了脓毒症（sepsis）和脓毒性休克（septic shock）的概念。事实上脓毒性休克与感染性休克或败血症休克并无本质性的区别。脓毒性休克的叫法仅在部分领域得到认可，并未得到全医学界的普遍认可，传统的感染性休克的叫法仍未被抛弃。实际上，一个医学名词能否得到长久、广泛、普遍的认可，首先词语的表达要恰当合适，其次还要有语言的美感，如"炎症""休克""免疫"等就是很成功的命名。而"脓毒"一词在这两点上都有所缺乏，"脓毒"一词在汉语中有确切的词义，不能恰当表达出"脓毒症"或"脓毒性休克"的含义，而且"脓毒"一词无论对于医务人员还是患者或家属，都会令人产生不适的感觉。而"感染性休克"一词在这两点上要优于"脓毒性休克"。

休克与 DIC

DIC 就像是重度休克的孪生姐妹，微循环衰竭期极易出现 DIC。休克引起 DIC 的机制有以下三个方面：（1）血液浓缩。休克时血管通透性增高，渗出增多，血液浓缩，白细胞聚集，使血液黏稠度增高，血液"泥化"淤滞，处于高凝状态。（2）凝血系统激活。缺氧、酸中毒或脂多糖等损伤血管内皮细胞，使组织因子大量释放，启动了外源性凝血系统；内皮细胞损伤还可暴露胶原纤维，激活因子Ⅻ，启动内源性凝血系统；红细胞破坏释放 ADP 可启动血小板的释放效应，促进凝血过程。（3）TXA_2–PGI_2 平衡失调：内皮细胞损伤可使 PGI_2 释放减少，血小板激活可使 TXA_2 释放增多。PGI_2 具有抑制血小板聚集和扩张小血管作用，而 TXA_2 则具有促进血小板聚集和收缩小血管作用，TXA_2–PGI_2 平衡失调可促进 DIC 的发生。

休克患者出现 DIC 表明微循环淤滞更加严重，患者常会出现出血、贫血、皮下瘀斑等表现。有学者认为出现 DIC 时休克便进入不可逆期。

休克与细胞因子

细胞因子是由多种细胞分泌的能调节细胞生长分化、调节免疫功能、参与炎症发生和创伤愈合等生物学作用的小分子多肽的总称。我们从上述细胞因子的概念中可以看出细胞因子是由细胞分泌的，是一种小分子多肽，具有生物学作用。能分泌细胞因子的细胞主要是免疫细胞，其他还有内皮细胞、上皮细胞、肝脏细胞、肾脏细胞、垂体细胞、子宫细胞、胎盘细胞、成纤维细胞、施万细胞、星形角质细胞、心肌细胞、平滑肌细胞、角质细胞、脂肪细胞、成骨细胞、黑色素细胞、肿瘤细胞、病毒感染的细胞等，几乎所有细胞都可能会分泌细胞因子。目前已发现的细胞因子有 100 多种。

细胞因子是重要的炎症介质，在炎症的血管反应中起重要作用，而血管舒缩功能异常又是休克的重要始动因素之一。因此，细胞因子在休克的发生与发展中起重要作用，是休克发生的重要机制之一。特别在感染性休克时，血清中 TNF–α 和 IL–1 快速上升，是导致 SIRS 的重要早期炎症因子。血清中 HMGB1 也在感染后 16 ～ 24 h 升高，是晚期炎症因子。"细胞因子风暴"是导致休克的重要原因。

休克与溶酶体和溶酶体酶

溶酶体是细胞质里面重要的细胞器，溶酶体外有一单层质膜。休克时缺血、缺氧和酸中毒可使溶酶体肿胀、形成空泡并释放溶酶体酶。溶酶体酶包括酸性蛋白酶（组织蛋白酶）和中性蛋白酶（胶原酶和弹性蛋白酶）以及 β 葡萄糖醛酸酶等，其主要危害是水解蛋白质从而引起细胞自溶。溶酶体酶进入血液循环后，可损伤血管内皮细胞，消化基底膜，扩大内皮窗，增加微血管通透性；还可激活激肽系统、纤溶系统，促进组胺等炎症介质的释放。

溶酶体酶的大量释放加重了组织细胞的损伤，加重了休克。溶酶体酶本身也是重要的炎症介质。由此也可看出，休克与炎症、凝血、纤溶、激肽等系统的相互关联和相互促进的密切关系。

急性呼吸窘迫综合征

【导言】休克与急性呼吸窘迫综合征（ARDS）无疑是重症病人最为常见和急迫的两个综合征，前者是循环功能的危机，后者是呼吸功能的危机。本节简要介绍 ARDS 的相关知识。

概念

急性呼吸窘迫综合征（ARDS）是指发生于严重感染、休克、创伤及烧伤等疾病过程中，由于肺毛细血管内皮细胞和肺泡上皮细胞损伤引起弥漫性肺间质及肺泡水肿，并导致的以进行性低氧血症、呼吸窘迫为特征的临床综合征。

病因

ARDS 的病因包括直接肺损伤因素和间接肺损伤因素。直接肺损伤因素有肺部感染、肺挫伤、肺栓塞，吸入有毒有害气体，溺水，误吸胃内容物等。间接肺损伤因素有休克、心力衰竭、创伤、烧伤、胰腺炎、脑血管意外、DIC、大量输血等肺外疾病情况。

病理

ARDS 的发病机制尚未完全明了，目前认为除肺的原发性损伤之外，炎细胞及其释放的炎症介质和细胞因子是导致肺毛细血管和肺泡上皮细胞损伤的重要因素。内毒素是炎症介质和细胞因子释放的启动因子，它可诱导巨噬细胞释放 IL-8 等炎症介质，使血管内皮细胞表达白细胞黏附分子，并扩大血小板介导的噬中性粒细胞反应，激活噬中性粒细胞并使其在肺微血管内大量聚集渗出。激活的噬中性粒细胞和巨噬细胞释放大量蛋白水解酶、氧自由基和花生四烯酸代谢产物，引起肺泡毛细血管壁弥漫性损伤和通透性增强，发生肺水肿和纤维素渗出。Ⅰ型肺泡上皮细胞、基底膜和肺泡壁毛细血管内皮细胞共同组成气血屏障，是气体交换必须经过的结构。Ⅱ型肺泡上皮细胞呈立方形，数量少，镶嵌于Ⅰ型肺泡上皮细胞之间，胞质内含有嗜锇性板层小体，能分泌肺表面活性物质。肺表面活性物质为一种磷脂蛋白，具有降低肺表面张力，维持肺泡直径及小气道通畅，防止肺萎陷的功能。Ⅱ型肺泡上皮细胞损伤，肺泡表面活性物质减少或消失，导致肺透明膜形成和肺泡塌陷。最终导致肺泡内氧弥散障碍、通气血流比例失调，发生低氧血症和呼吸窘迫。

总之, 肺泡水肿、间质水肿、肺表面活性物质减少、V/Q(通气/血流)比例失调、肺顺应性降低, 最终导致低氧血症和呼吸窘迫。

诊断

目前权威的诊断标准是"柏林诊断标准", 该诊断标准是 2011 年 10 月在德国柏林举行的第 23 届欧洲重症医学年会上提出的, 并于 2012 年正式发表, 一般称为"柏林诊断标准"或"柏林定义"。内容如下。

起病时间: 一周之内急性起病或者加重的呼吸系统症状。

肺部影像学: 双肺透亮度下降, 不能由胸腔积液、肺不张或结节完全解释。

肺水肿原因: 不能由心力衰竭或体液超负荷完全解释的呼吸衰竭; 如无危险因素, 需要用客观指标(如超声心动图)排除高静水压性肺水肿。

氧合情况: 轻度 $26.6\,kPa\,(200\,mmHg)<PaO_2/FiO_2\leqslant39.9\,kPa\,(300\,mmHg)$, 且 $PEEP/CPAP\leqslant5\,cmH_2O$; 中度 $13.3\,kPa\,(100\,mmHg)<PaO_2/FiO_2<26.6\,kPa$ ($200\,mmHg$), 且 $PEEP/CPAP\geqslant5\,cmH_2O$; 重度 $PaO_2/FiO_2\leqslant13.3\,kPa$ ($100\,mmHg$), 且 $PEEP/CPAP\geqslant5\,cmH_2O$。

"柏林诊断标准"需要注意: 肺部影像学包括 X 线和 CT; 如果海拔高于 1000 m, 其氧合指数 (PaO_2/FiO_2) 需校正, 校正氧合指数 = 氧合指数 × (当地大气压 /760); CPAP 是指机械通气时的持续气道正压, PEEP 是指机械通气时的呼吸末正压。

ARDS 的支持治疗

目前尚没有针对 ARDS 发病机制的特异性有效治疗手段。对 ARDS 的治疗主要是器官功能及全身支持治疗, 尤其是呼吸功能的支持治疗, 维持生命体征, 以"等待"肺损伤的缓解和修复。

ARDS 的治疗多推荐按"六步法"规范、有序实施, 包括进行小潮气量肺保护性通气，实施肺复张和（或）单独使用高 PEEP、实施俯卧位通气或高频振荡通气，评价氧合改善效果、静态顺应性和无效腔通气，给予 NO 吸入治疗，给予糖皮质激素治疗，考虑实施体外生命支持等措施。

近些年呼吸支持技术得到了显著的提升和发展，呼吸机的智能化程度越来越高，更易操作，可视喉镜的应用使得气管插管的难度降低。呼吸机的使用在县级医院基本得到普及，呼吸支持水平明显提升，ARDS 的病死率显著下降。

2003 年 SARS 的暴发使呼吸机在 ARDS 支持治疗中的作用得到了广泛重视，2019 年年底新冠肺炎的暴发，又使人们进一步认识到体外膜肺氧合技术（ECMO）在重度 ARDS 支持治疗中的作用。在重症医学快速发展的今天，呼吸支持措施的发展尤为迅速，然而对于重度 ARDS 的治疗仍然任重而道远。

从凝血与纤溶到 DIC 和凝血病

【导言】凝血与纤溶本是两个系统，但它们总是形影不离、密切关联，有凝血发生的时候就有纤溶，所以人们常把它们看成一个系统。凝血与纤溶的机制最让医生头痛，内容涉及病生、病理、药理许多科目，不易理解。本文把凝血与纤溶的基础知识进行总结梳理，掌握了这些内容，与重症关系密切的 DIC、凝血病与血栓性疾病就很容易理解了。

凝血与纤溶系统的平衡

当机体发生出血时，血液由溶胶状流体转变为凝胶状固体，形成止血栓，达到止血目的，这个过程就是凝血过程。止血栓在完成止血使命后将逐渐溶解，从而保证血管内血流畅通，这个过程是纤溶过程。

人体内有凝血与抗凝、纤溶与抗纤溶两个系统，这两个系统在很多因素的调控和密切联系下，维持着凝血活动与纤溶活动在时间与空间上的平衡，从而保证能够及时止血，血止住后，凝血块能及时溶解。

当血管受损时，凝血与抗凝系统立即被激活，迅速（时间）形成止血栓，避免失血；同时，又将凝血活动"锚定"在受损部位（空间）。若失去平衡，则可出现凝血障碍，不能迅速止血（时间失控），或凝血范围扩大，发生血管内凝血（空间失控）。

纤维蛋白的形成会启动纤溶系统，将纤维蛋白溶解，清除血凝块，恢复正常血管结构和血流，纤溶与抗纤溶在时间与空间的平衡使得血块不会过早溶解而再引起出血，也不会扩大范围出现全身纤溶。

凝血与抗凝、纤溶与抗纤溶失去平衡会导致出血或血栓的发生。

凝血与抗凝

凝血

我们首先从凝血因子（F）开始，来熟悉凝血的过程。

目前已知的凝血因子有 14 种，依发现的先后顺序用罗马数字编号的有 12 种，分别用 F 加一个罗马数字来表示，如 FI、FII 等，其中 F 代表英文 factor。如果凝血因子被激活，则在后面加一个小写的字母 a 来表示，如 FIa、FIIa 等，其中 a 代表英文 activation。因为 FVI 已经被证实为 FVa，已不再视为一个独立的凝血因子，所以这 12 种凝血因子为 FI ～ FXIII，其中 FVI 空缺。此外还有两种凝血因子，分别是前激肽释放酶（PK）、高分子激肽原（HK）。

血液凝固的实质是血浆中可溶性的纤维蛋白原转变成不溶性的纤维蛋白多聚体的过程，所以纤维蛋白原在凝血因子中第一重要，排名第一（凝血因子的排序是依发现的先后顺序来定的，这里是为了记忆才这么叙述，下同）。

要使纤维蛋白原转变成纤维蛋白，需要一种酶——凝血酶，凝血酶是由凝血酶原激活而产生的。所以，凝血酶原在凝血因子中排名第二。

第三号凝血因子是组织因子（tissue factor，TF）。血管外层的平滑肌细胞、成纤维细胞、周细胞、星形细胞、足状突细胞等与血液不直接接触的细胞可恒定表达组织因子，组织因子是 14 种凝血因子中唯一来自血液之外的因子。外源性凝血途径是指由组织因子与血液接触而启动的激活 FX 的过程。目前认为，外源性途径在体内生理性凝血反应的启动中起着关键作用，TF 是生理性凝血反应过程的启动物，是关键凝血因子，排名第三。TF 不仅作为 FⅢ 启动生理凝血反应，它还作为膜受体，从而使 FⅦa–TF 复合物"锚定"在细胞膜上，有利于凝血过程限制于受损部位。

Ca^{2+} 因其在凝血过程中广泛发挥作用，且不需要激活，而赢得排名第四的位置。同时 Ca^{2+} 还是 14 种凝血因子中唯一不是蛋白质的因子。

内源性途径因参与凝血的因子全部来自血液而得名。FⅫ是内源性途径的启动因子。内源性途径由带负电的异物表面与血液接触激活 FⅫ 而启动，这里所说的异物是相对于血液本身而言的，如胶原、玻璃、白陶土、硫酸酯、纱布等，因血管内的血液正常情况下只与血管内壁接触，血管以外的都是异物，包括血管内皮细胞损伤后露出的胶原。因此Ⅻ因子又被称为接触因子。FⅫa 再激活Ⅺ因子，FⅪa 再激活 FⅨ，FⅨa 与 FⅧa 在 Ca^{2+} 的作用下，在活化的血小板膜磷脂表面形成复合物，即内源性途径因子 X 酶复合物，进一步激活 FX。

内源性途径和外源性途径是以不同的途径激活 Stuart Prower 因子，

也就是说激活 Stuart Prower 因子，是内源性途径和外源性途径的汇合点，所以 Stuart Prower 因子无可厚非地赢得了象征着枢纽的第十，即 FX因子。

激活凝血酶原的是一种复合物——凝血酶原酶复合物，由 FXa 在 Ca^{2+} 存在的情况下，与 FVa 在活化的血小板膜磷脂表面形成，即 FXa–FVa– Ca^{2+}– 磷脂复合物。

内源性和外源性两条途径是密切联系，而不是孤立存在的，现认为外源性途径在体内生理性凝血反应的启动中起关键作用，而内源性途径对凝血反应开始后的放大和维持起非常重要的作用。新的瀑布学说不再把凝血机制机械地割裂为内源性和外源性两个系统。

除 TF 外，其余凝血因子均存在于新鲜血浆中，且多数在肝内合成，当肝脏病变时，可出现凝血功能障碍。

F Ⅱ、F Ⅶ、F Ⅸ、F X 的生成需要维生素 K 的参与，故他们又称为依赖维生素 K 的凝血因子。依赖维生素 K 的凝血因子的分子中均含有 γ – 羧基谷氨酸，和 Ca^{2+} 结合后可发生变构，暴露出与磷脂结合的部位而参与凝血的过程。

可溶性的纤维蛋白原在凝血酶的作用下转变为纤维蛋白单体，纤维蛋白单体是可溶的，需要在凝血过程中最后的因子 FⅩⅢa 的作用下聚合成纤维蛋白多聚体，纤维蛋白多聚体不溶，且相互交联聚合形成纤维蛋白网。FⅩⅢ又叫纤维蛋白稳定因子，是在凝血酶的作用下被激活为 FⅩⅢa。也就是说凝血酶（FⅡa）不仅能使纤维蛋白原变成纤维蛋白单体，同时还激活第十三因子，在 FⅩⅢa 的作用下，使可溶性的纤维蛋白单体聚合为不溶性的纤维蛋白多聚体。

凝血过程是一系列凝血因子相继酶解、激活的过程，每步酶促反应均有放大效应，很多过程还有正反馈促进效应，成百上千倍放大。凝血过程是一系列酶促反应的级联过程，也称链式酶切反应。

抗凝

我们想象一下，一旦血管受损，凝血过程就被启动，而且会被极大地放大，最终会导致血管内所有的血液都凝固，而实际上并不发生这样的情况。这是因为人体内生理性止血过程会受到严格的控制，止血栓仅局限于损伤部位，并不延及未损部位。

以下三个因素将凝血过程"锚定"在损伤区域：（1）TF 的"锚定"作用。（2）活化血小板的磷脂膜表面（PL）的"锚定"作用。（3）纤维蛋白与凝血酶有高度的亲和力，可加速局部凝血反应的进行，也可避免凝血酶向周围扩散。

血管内皮的抗凝作用使正常血管内流动的血液不会被凝固。抗凝作用具体如下：（1）屏障作用。（2）合成、分泌前列环素和一氧化氮，抑制血小板活化。（3）合成、分泌多种抗凝物质和促纤溶物质。

血流的稀释作用以及单核巨噬细胞的吞噬作用也有助于防止凝血过程的扩散。进入循环的活化凝血因子可被血液稀释，并被血液中的抗凝物质灭活，进而被单核巨噬细胞吞噬。

生理性抗凝物质：一是丝氨酸蛋白酶抑制物。上面已知，凝血因子中 F Ⅱ、F Ⅶ、F Ⅸ、F Ⅹ、F Ⅺ、F Ⅻ、FⅩⅢ 和前激肽释放酶（PK）都是丝氨酸蛋白酶原，活化后为丝氨酸蛋白酶，其活性受到丝氨酸蛋白酶抑制物的抑制。丝氨酸蛋白酶抑制物有多种，其中最重要的是抗凝血酶Ⅲ，由肝脏和血管内皮细胞产生。抗凝血酶Ⅲ占血浆凝血酶抑制活性的 75%。二是肝素，由肥大细胞和嗜碱性粒细胞产生，肝素本身的抗凝作用很弱，但可使抗凝血酶Ⅲ的作用增强 2 000 倍以上。三是蛋白质 C 系统。四是组织因子途径抑制物。

临床上一些促凝与抗凝措施的原理

1. 外科手术时，温热盐水纱布压迫止血：异物启动凝血，加温加速凝血。

2. 柠檬酸钠、草酸铵、草酸钾等体外抗凝剂：与 Ca^{2+} 结合除去血浆中的 Ca^{2+}。

3. 输血用的血液常用柠檬酸钠做抗凝处理。

4. 肝素的抗凝作用：增强抗凝血酶Ⅲ作用。

5. 华法林抗凝：维生素 K 拮抗剂。

纤溶与抗纤溶

纤溶

血管受损发生出血，血凝块形成，起到止血作用，血管修复之后，血凝块就成了血液循环中的障碍，需要清除，纤溶系统会起到溶解清除血凝块的作用。

凝血过程与纤溶过程并不是前后递进的两个过程，它们几乎同时开始。纤维蛋白的形成就会启动纤溶系统，纤溶系统启动之后并不会立即将血凝块溶解，纤溶与抗纤溶保持适当的平衡，在合适的时候清除血凝块。

要想溶解纤维蛋白需要有纤溶酶，要想有纤溶酶需要激活纤溶酶原，能激活纤溶酶原的物质称为纤溶酶原激活物。纤溶系统在凝血启动后即被激活，之所以没有将新生成的纤维蛋白溶解，是因为刚被激活的纤溶系统很快就被Ⅰ型纤溶酶原活化抑制因子（PAI-1）所抑制，直到数天后受损血管修复基本完成，PAI-1 的作用才消失，纤溶活性重新恢复。

纤溶酶原激活物包括组织型纤溶酶原激活物（tissue plasminogen activator, t-PA）、尿激酶型纤溶酶原激活物（urinary-type plasminogen activator, u-PA）和激肽释放酶等，以前两者最为重要。

t-PA 由血管内皮细胞合成和释放，它以非酶原低活性的单链形式分泌，与纤维蛋白结合后活性增加 1 000 倍，这样有利于纤维蛋白生成时纤溶的即刻启动，也有利于将纤溶过程限制于血凝块局部。

u-PA 主要由肾小管、集合管上皮细胞产生，主要溶解血管外的蛋白和尿液中的血凝块，其次也清除血浆中的纤维蛋白。

激肽释放酶也可激活纤溶酶原，当血液与异物表面接触而 F Ⅻ被激活时，一方面启动内源性凝血系统，另一方面也通过 F Ⅻ a 激活激肽释放酶而启动纤溶过程。在体外循环时激肽释放酶是主要的纤溶酶原激活物。

也有将 F Ⅻ a 激活激肽释放酶而启动的纤溶称为内源性纤溶激活系统，而将 t-PA 和 u-PA 启动的纤溶过程称为外源性纤溶激活系统。

抗纤溶

体内有多种物质可抑制纤溶系统的活性，主要有纤溶酶原激活物抑制物 -1（PAI-1）和 α_2- 抗纤溶酶（α_2-AP）。前者抑制纤溶酶原激活物，后者抑制纤溶酶。

正常情况下，血管内皮细胞分泌的（PAI-1）的量是 t-PA 的 10 倍，加之 α_2-AP 对纤溶酶的灭活作用，血液中纤溶活性很低。当血管壁上有纤维蛋白形成时，血管内皮细胞分泌的 t-PA 会增多，同时由于纤维蛋白对 t-PA 和纤溶酶原有较高的亲和力，t-PA 和纤溶酶原与纤维蛋白的结合可避免 PAI-1 对 t-PA 的灭活，还有利于 t-PA 对纤溶酶原的激活。这样就保证了血栓形成部位既有适度的纤溶，又不致引起全身性纤溶亢进，维持着凝血和纤溶之间的动态平衡。

纤溶过程中的抗凝作用

第一，纤溶酶将纤维蛋白和纤维蛋白原分解为许多可溶性的小肽，称为纤维蛋白降解产物（FDP），部分小肽具有抗凝作用。

第二，纤溶酶本身对 F Ⅱ、F Ⅴ、F Ⅷ、F Ⅹ、F Ⅻ等凝血因子和补体有降解作用。

凝血病与 DIC

凝血病

凝血功能障碍有时候也称为凝血病，什么情况下称作凝血功能障碍，什么情况下称作凝血病，目前没有具体的标准。

凝血功能障碍（或凝血病）分为先天性凝血功能障碍（或先天性凝血病）和获得性凝血功能障碍（或获得性凝血病）。

获得性凝血病分稀释性凝血病、功能性凝血病和消耗性凝血病。稀释性凝血病指严重失血的患者液体复苏的同时没有补充足够的凝血物质导致血小板和凝血因子的严重稀释和缺乏。功能性凝血病指低体温和酸中毒导致的凝血功能障碍。消耗性凝血病即过去所称的弥散性血管内凝血（DIC）。

过去与现在对 DIC 的认识

过去对 DIC 的定义：DIC 是指在某些致病因子的作用下，大量促凝物质入血，凝血因子和血小板被激活，使凝血酶增多，微循环中形成广泛的微血栓，继而因凝血因子和血小板大量消耗，引起继发性纤溶增强，机体出现止、凝血功能障碍为特征的病理生理过程。主要临床表现为出血、休克、器官功能障碍和微血管病性溶血性贫血等。

现在对 DIC 的定义：DIC 是由不同原因造成的，以血管内凝血激活并丧失局限性为特征的获得性综合征。它来自或引发微血管损伤，严重时将导致器官衰竭。

区别：新定义强调微血管体系损伤在引发 DIC 中的重要性，而不仅仅局限于凝血系统；新定义没有提及出血和纤溶问题，因为虽然存在纤溶活跃，但是相对于强大的抑制纤溶的因素和大量形成的纤维蛋白，纤溶更可能是不足，并导致大量纤维蛋白在微血管床沉积，进而造成器官功能障碍。

凝血病与 DIC 是独立的疾病还是病理过程？

有时候认为是其他疾病如创伤、出血、感染、肿瘤等的一个病理过程，有时候也认为是独立的疾病，并无具体的标准。对于重症病人更多的还是当作独立的疾病诊断。

血栓、溶栓与抗栓

血栓

血栓形成：血管内皮损伤，内皮下胶原暴露，血小板被胶原激活，并不断在局部黏集，形成血小板小堆。纤维蛋白与受损内膜处基质中的纤维连接蛋白结合，使黏附的血小板小堆固定于受损的血管内膜表面，成为不可逆的血小板血栓。血液在血小板血栓的下游形成漩涡，又形成新的血小板小堆，如此反复，血小板黏附形成不规则的梁索状或珊瑚状的突起，称为血小板小梁。血小板小梁间则由网有大量红细胞的纤维蛋白网填充。血栓以血小板血栓作为起始点，之后其形态、大小、组成及发展则取决于血栓发生的部位和局部血流状态。

白色血栓、红色血栓、混合血栓、透明血栓：白色血栓镜下观察主要由血小板及少量纤维蛋白构成，又称血小板血栓或析出性血栓，肉眼观察呈灰白色小结节状或赘生物状，表面粗糙，质实；红色血栓镜下见纤维蛋白网眼内充满血细胞，细胞比例与正常血液相似，肉眼观察呈暗红色，新鲜时湿润，有一定弹性，与血管壁无粘连，经过一定时间后，水分被吸收而变得干燥、无弹性、质脆易碎，可脱落形成栓塞；混合血栓肉眼观察呈灰白色和红褐色层状交替结构，又称层状血栓，镜下可见混合血栓由淡红色无结构呈分叉状或珊瑚状的血小板小梁和充满小梁间纤维蛋白网的红细胞构成，发生于心腔内、动脉瘤内、动脉粥样硬化溃疡部位的附壁血栓是混合血栓的一种；透明血栓发生于微循环毛细血管内，只能在显微镜下观察到，主要由嗜酸性同质性的纤维蛋白构成，又称纤维素性血栓，最常见于 DIC。

动脉血栓、静脉血栓、微循环纤维素血栓：动脉或心脏内血栓通常发生在内皮损伤或血流产生漩涡的部位，静脉血栓主要发生在血流缓慢的部位。动脉血栓朝着血流的相反方向延伸，静脉血栓则顺着血流方向发展。动脉血栓多为白色血栓和混合血栓，静脉血栓多为红色血栓，在心脏和主动脉壁上的血栓也常为混合血栓。微循环纤维素血栓在毛细血管内形成，肉眼看不见，但在显微镜下清晰可见。

溶栓

目前的溶栓药都是通过激活纤溶酶原使其转变为纤溶酶，再由纤溶酶将纤维蛋白降解而起到溶解血栓的作用。溶栓药还会不同程度地降解纤维蛋白原，纤维蛋白原是一号凝血因子，即 FI，降解纤维蛋白原增加出血风险。溶栓药不能溶解血小板血栓。

第一代溶栓药：激活纤溶酶原使其转变为纤溶酶，对纤维蛋白和纤维蛋白原均能降解，无选择性，可致全身进入纤溶状态，效果不佳，出血副作用大。尿激酶、链激酶属于第一代溶栓药。

第二代溶栓药：选择性地激活与纤维蛋白结合的纤溶酶原，对纤维蛋白具有选择性，对血浆中纤维蛋白原降解作用弱。

第三代溶栓药：相对于第二代溶栓药，第三代的半衰期延长，更适合静脉推注给药。

抗栓

抗栓包括抗凝和抗血小板。

凝血功能检查

凝血功能检查包括两类：一类是在体外加入激活因子激活凝血，使纤维蛋白原转变为纤维蛋白，从而使血浆凝固，检测此过程需要的时间；二是检测凝血因子或凝血以及纤溶过程代谢产物的浓度。所以凝血检查项目的单位有两种：s、mg 或 mmol/L。

BT：出血时间，将皮肤毛细血管刺破，血液自然流出到自然停止的时间，受血小板数量以及毛细血管的通透性和脆性影响大，受血浆凝血因子的影响较小。

CT：凝血时间，静脉血离体发生凝固所需要的时间，反映内源性凝血系统的功能状态。内源性途径由带负电的异物表面（如胶原、玻璃、白陶土、硫酸酯、纱布等）与血液接触激活 F XII 而启动。

APTT：活化部分凝血活酶时间，易于理解但是更啰唆一点的叫法是"活化部分凝血活酶使血浆凝固所需的时间"，在受检血浆中加入部分凝血活酶、磷脂、Ca^{2+}，检测血浆凝固时间。APTT 实际反映 F X 受人工内源性途径激活后的能力。F X 浓度降低，以及 F X 以后的环节的问题，比如凝血酶原浓度降低、纤维蛋白原浓度降低等都可使 APTT 延长。

PT：凝血酶原时间，易于理解的叫法是"活化凝血酶原使血浆凝固所需的时间"，在受检血浆中加入活化的 F X、Ca^{2+}，使凝血酶原转变为凝血酶，检测血浆凝固时间。因为 F X 更主要受外源性途径激活，所以，PT 实际反映凝血酶原被外源性途径激活的能力。凝血酶原以及以后的环节的问题，都可使 PT 延长。在口服药物治疗监控时以 INR 报告。

TT：凝血酶时间，同上可称为"凝血酶使纤维蛋白原转变为纤维蛋白，从而使血浆凝固所需的时间"，在受检血浆中加入标准化凝血酶，检测血浆凝固时间。TT 反映纤维蛋白原水平。

FG：纤维蛋白原含量，反映纤维蛋白原水平，意义与 TT 相似。检测方法也与 TT 相似，也是在受检血浆中加入凝血酶使可溶性的纤维蛋白原转变为不溶的纤维蛋白，通过比浊原理计算。

FIB：即 FG，纤维蛋白原的英文为 fibrinogen，简写为 FG，也可简写为 FIB。

FDP：纤维蛋白（原）降解产物，为纤溶酶水解纤维蛋白原或纤维蛋白产生的各种片段。FDP 有明显的抗凝作用，如有的片段可妨碍纤维蛋白单体聚合，有的片段有抗凝血酶作用，多数片段可与血小板膜结合，降低血小板的黏附、聚集、释放功能。FDP 形成是导致 DIC 出血的重要机制之一。各种 FDP 片段检查在 DIC 的诊断中具有重要意义。其中主要有 3P 试验和 D- 二聚体检查。

3P 试验：血浆硫酸鱼精蛋白副凝固试验，英文为 plasma protamine paracoagulation test，3 个英文单词均以"p"开头，故称"3P 试验"。原理是：鱼精蛋白可与 FDP 结合，将其加入患者血浆后，血浆中原与 FDP 结合的纤维蛋白单体即与 FDP 分离，并彼此聚合形成不溶的纤维蛋白多聚体。DIC 患者呈阳性反应。3P 试验反映血浆中 FDP 的量。

DD：D- 二聚体，FDP 的一种。D- 二聚体是纤溶酶水解纤维蛋白多聚体的产物之一，纤溶酶水解纤维蛋白原不产生 D- 二聚体。原发性纤溶亢进时，因血中并没有纤维蛋白多聚体形成，所以，D–二聚体并不增高。继发性纤溶亢进时，血液中会出现 D–二聚体。D–二聚体是反映继发性纤溶亢进的重要指标。高凝状态、血栓形成、DIC、肾脏疾病、手术、肿瘤、感染、组织坏死、器官移植、溶栓治疗等情况可出现 D–二聚体增高。

有关药物

促凝血与抗纤溶药

维生素 K：分维生素 K_1、维生素 K_2、维生素 K_3、维生素 K_4，前二者为天然维生素 K，脂溶性；后二者为人工合成品。K_3 为水溶性，可口服。在肝内被利用，$8 \sim 24\ h$ 起效，但需数日才能使凝血酶原恢复至正常水平。

血凝酶：又名立止血、立芷血、巴曲酶、巴曲亭等，可发挥类凝血酶样的作用，用于术后止血。

酚磺乙胺：又名止血敏，作用于血小板，增加血小板数量，增强其聚集性和黏附性，促进其释放凝血活性物质。

鱼精蛋白：与肝素结合使其失去抗凝作用（$1\ mg$ 可中和 $100\ U$ 肝素），也可部分消除低分子肝素的抗凝作用。

氨基己酸、氨甲环酸：抑制纤溶酶原的激活，属于抗纤溶药。用于蛛网膜下腔出血的抗纤溶，以及防止术后出血。

抗凝血与促纤溶药

柠檬酸钠：与 Ca^{2+} 结合除去血浆中的 Ca^{2+}。

肝素：因最早来自肝脏得名。

利伐沙班：抑制 FXa 活性。

华法林：竞争性拮抗维生素 K 的作用，产生无活性的 FⅡ、FⅦ、FⅨ、

FX前体。体外无效。对已合成的上述凝血因子无对抗作用，在体内需待上述四种凝血因子耗竭后才能发挥作用，故起效缓慢，早期可与肝素并用。

SK、UK、t-PA、阿替普酶、瑞替普酶、蚓激酶、东菱精纯抗栓酶、去纤酶：促纤溶。

多器官功能障碍综合征

【导言】多器官功能障碍综合征(MODS)是重症病人最主要的表现，也是重症病人异于普通专科病人的显著特点。早期诊断、早期干预对于阻断 MODS 的进展，改善 MODS 的预后有重要意义。

MODS 到目前为止仍然没有权威和明确的定义，一般指机体遭受严重感染、创伤、中毒、大面积烧伤、大手术等损伤后，出现了与原发病损无直接关系的两个或两个以上器官或系统的功能障碍，可以同时或序贯发生。

MODS 在过去被称为多器官衰竭（MOF）或多系统器官衰竭（MSOF），直到 1991 年将其定名为"多器官功能障碍综合征"。从"衰竭"到"功能障碍"的改变，体现了人们对该综合征的认识更加深入、全面，人们认识到器官功能衰竭只是一连串病理生理过程的一个阶段，MOF 和MSOF 过于强调器官衰竭的终点，未能反映衰竭以前的状态，至诊断成立时病情已十分严重，不利于尽早防治。把注意力集中在"衰竭"阶段是不够的，"功能障碍"的涵盖阶段更广，有助于早期诊断 MODS 的存在，并予以早期干预，提高 MODS 的治疗效果。

过去多强调 MODS 中器官功能障碍发生的时间，认为 24 h 以后出现的器官功能障碍才属于 MODS，24 h 以内发生的仍然属于原发性损伤，现已不太强调这一时间界限，也有认为 12 h 之后出现的器官功能障碍即属于 MODS。

MODS 的发生机制仍未十分明了，可能是多因素、多机制共同作用，殊途同归，最后导致 MODS。最主要的有全身炎症反应综合征、休克、ARDS、DIC 或凝血病等，这些病理生理情况密切关联，互为因果，互相促进，如果在初期未得到阻断，进一步发展便发生 MODS。

MODS 最易涉及的是以下八个器官或系统。

1. 心脏：表现为急性心力衰竭，有心动过速，心律失常等，辅助检查有心电图异常。

2. 外周循环：表现为休克，在无血容量不足的情况下血压降低，肢端发冷，尿少，辅助检查有平均动脉压降低，微循环障碍等。

3. 肺：表现为 ARDS，有呼吸加快、窘迫，发绀，需吸氧和辅助呼吸，辅助检查中血气分析 PaO_2 降低等，监测呼吸功能失常。

4. 肾：表现为 ARF，在无血容量不足的情况下尿少，辅助检查尿比重持续在 1.01 左右，尿钠、血肌酐增多。

5. 胃肠：表现为消化道出血，肠麻痹，有呕血、便血、腹胀、肠鸣音弱，肠源性感染，急性非结石性胆囊炎，辅助检查包括胃镜检查异常等。

6. 肝：表现为急性肝衰竭，有黄疸，神志失常，辅助检查有肝功能异常，血清胆红素升高等。

7. 脑：表现为急性脑功能衰竭，有意识障碍，对语言、疼痛刺激等反应减退。

8. 凝血功能：表现为 DIC，有皮下出血瘀斑、呕血、咯血等，辅助检查有血小板减少，凝血酶原时间和部分凝血活酶时间延长，其他凝血功能试验也可失常。

MODS 的预后与功能障碍的器官数目有关，器官越多，病死率越高。文献报道，单个器官或系统受累的死亡率为 30% 左右，2 个可达 60%，3 个则为 85%，4 个死亡率为 100%。这个数据是较早的统计，随着医疗技术和科技的发展，器官支持技术有了很大提升，目前 MODS 的死亡率要低于上述结果。

水与电解质平衡

【导言】重症病人水与电解质的管理非常重要，要想管理好水与电解质，就要清楚人体的水与电解质的特点，以及容量、浓度、渗透压的关系，还有它们的调节机制。熟练掌握这些基础知识，在梳理分析病情时很重要，也很有用。

水与电解质是人体的重要组成成分

从进化的角度看，人是从海洋中走出来的，所以水与电解质是人体的重要成分。电解质包括酸、碱和盐。

人体内水的占比与分布

水占成年男性体重的 60%，女性因皮下脂肪丰富，水占体重的50%。占男性体重 60% 的水分，40% 在细胞内，5% 在血管内（血浆），15% 在细胞之间（间质 – 淋巴液），还有 1% ~ 2% 为脑脊液、关节囊液及胃肠分泌液等（由上皮细胞分泌，称为跨细胞液）。

电解质

电解质是指在水溶液或熔融状态下能够导电的化合物。酸、碱、盐都是电解质，单质、混合物不管在水溶液或熔融状态下能否导电都不是电解质，蛋白质、葡萄糖、氧、二氧化碳、乙醇、尿素、有机酸等都是非电解质。根据电解质在水溶液中是否完全电离将电解质分为强电解质和弱电解质。

晶体与胶体

晶体有三个特征：（1）晶体有一定的几何外形。（2）晶体有固定的熔点。（3）晶体有各向异性的特点。固态物质有晶体与非晶体（无定形固体）之分，非晶体无上述特点。晶体按其结构粒子和作用力的不同可分为四类：离子晶体、原子晶体、分子晶体和金属晶体。

胶体并不是与晶体并列对等的一个概念，与晶体并列的是非晶体。

何谓胶体？这需要知道"分散系"的概念。把一种或多种物质分散在另一种或多种物质中所得到的体系，叫作分散系。前者属于被分散的物质，叫作分散质。后者起容纳分散质的作用，称作分散剂。分散质可以是固体、液体或气体，分散剂也可以是固体、液体或气体。

根据分散质粒子直径的大小可以将分散系分为溶液、胶体、浊液三类。溶液中分散质的直径小于 1 nm，胶体中分散质的直径在 1~100 nm，浊液中分散质的直径大于 100 nm。

胶体包括气溶胶、固溶胶、液溶胶。比如烟、云、雾等属于气溶胶，有色玻璃属于固溶胶，蛋白质液、淀粉液属于液溶胶。

从概念上说溶液和胶体是并列的两个概念，但是人们也习惯于将液溶胶称为溶液，如蛋白质溶液、淀粉溶液。在临床上我们也常说"晶体溶液（或晶体液）"和"胶体溶液（或胶体液）"。氯化钠、葡萄糖溶液都是晶体溶液，血浆、清蛋白、球蛋白溶液都属于胶体溶液。

所谓人工胶体是一类高分子物质构成的胶体溶液，临床常用的有四大类：羟乙基淀粉、右旋糖酐、明胶制剂、全氟碳化合物。羟乙基淀粉是支链淀粉的衍生物，结构类似糖原，如贺斯、万汶等。右旋糖酐是高度支链化的多糖分子，如右旋糖酐70、右旋糖酐40等。明胶制剂是一种蛋白质，如聚明胶肽、琥珀酰明胶等。全氟碳化合物为有机氟化合物，用途很广，在很多行业均有使用，如工业上的氟利昂、食品用的发泡剂、医疗用的人造关节等。

那么氨基酸溶液属于晶体溶液还是胶体溶液？属于晶体液。因为氨基酸是晶体。另外从分子大小上说，蛋白质的直径一般在1~100 nm，而蛋白质大多由100个以上氨基酸组成。

浓度与渗透压

浓度指溶质质量占溶液的百分比。渗透压的大小与溶质的种类和颗粒的大小无关，而与溶质颗粒数目的多少有关。溶质不同的两种溶液，浓度大的渗透压不一定大；溶质相同的两种溶液，浓度大的渗透压一定大。

血浆渗透压的80%来自血浆中的Na^+和Cl^-，由蛋白质所形成的渗透压称为胶体渗透压，血浆中虽然含有大量蛋白质，但因蛋白质的分子量大，故数量相对较小，所形成的渗透压也较小，仅占血浆总渗透压的0.4%。

在血浆蛋白中，清蛋白分子量较小，其分子数量远多于球蛋白，故血浆胶体渗透压的75% ~ 80%来自清蛋白。若血浆中清蛋白数量减少，即使球蛋白增加而保持血浆蛋白总量不变,血浆胶体渗透压也将明显降低。

维持血管内外水的平衡主要依靠血浆胶体渗透压

由于水及晶体物质可以自由通过毛细血管壁，所以毛细血管内外的晶体渗透压基本相等。而血浆蛋白不易通过毛细血管壁，且血浆和组织间液的蛋白质浓度差别较大，正常血浆蛋白质含量是 70 g/L（按百分比浓度约为 7%），而组织间液仅为 0.05% ~ 0.35%，所以仅占血浆总渗透压 0.4% 的胶体渗透压在调节血管内外水的平衡以及维持正常的血浆容量中起重要的作用。1 g 清蛋白可使 18 mL 水保留在血管内。

维持细胞内外水的平衡主要依靠晶体渗透压

由于晶体物质大部分不易通过细胞膜，水通过细胞膜则相对容易，所以细胞内外水的平衡主要依靠晶体渗透压维持。

钠与钾

Na^+ 是细胞外主要阳离子，浓度约为 140 mmol/L，细胞内仅为 10 mmol/L；K^+ 是细胞内主要阳离子，浓度约为 160 mmol/L，细胞外仅为 4 mmol/L，即 98% 的钾在细胞内，2% 的钾在细胞外。

人体每日钠的需要量约为 6 g（NaCl 的量），相当于 1 瓶多 500 mL 的生理盐水，或 6 支 10 mL 的 10%NaCl 注射液；钾的需要量亦约为 6 g（KCl 的量），相当于 6 支 10 mL 的 10%KCl 注射液。

天然食物中含钠甚少，人体所需钠主要来自食盐；天然食物中含钾却很丰富，足以满足人体需要。

因为人体的钠来之不易，所以人体在进化过程中形成了较强的保钠能力，即多食多排，少食少排，禁食两天后可降至最低限度；钾来得相对容易，所以人体保钾能力远不如保钠能力强，特点是多食多排、少食少排、不食也排。因为危重病人摄食少，发生低血钾的机会远比发生低血钠的机会多。

Cl^- 与 HPO_4^{2-}

Cl^- 是细胞外主要阴离子，浓度约为 110 mmol/L，细胞内仅为

$2\ mmol/L$；HPO_4^{2-} 是细胞内主要阴离子，浓度约为 $70\ mmol/L$，细胞外仅为 $1\ mmol/L$。

肾脏是电解质平衡的主要执行器官，保钠排钾是肾脏的一个重要特点

体内 Na^+ 和 K^+ 主要通过尿液排出。

机体保钠主要依靠肾素 - 血管紧张素 - 醛固酮系统，保钠同时也保水

血容量取决于血浆中钠与水的绝对量，当容量减少，即有效循环血量减少，引起球旁细胞分泌肾素，通过肾素 – 血管紧张素 – 醛固酮系统保钠保水。

血浆渗透压调节机制决定机体适时向外界要水，同时决定排水量的多少

当电解质浓度（特别是血钠浓度）升高，即渗透压增高，刺激分布在下丘脑以及颈内动脉的渗透压感受器，引起渴感和 ADH 释放，导致饮水增加和肾集合管重吸收增加，从而降低渗透压。

肾素 - 血管紧张素 - 醛固酮系统和血浆渗透压调节机制密切配合维持机体的水量和渗透压

肾素 – 血管紧张素 – 醛固酮系统在保持血容量平衡方面起主导作用，ADH 在保持渗透压（实质是电解质浓度，特别是血钠浓度）平衡方面起主要作用，两方面各有侧重又密切配合，才能保证体内水的量与电解质浓度的平衡。机体通过水平衡和钠平衡对血浆渗透压和血容量进行调节时，优先维持血容量正常。

肾素－血管紧张素－醛固酮系统和 ADH 保水机制不同

肾素－血管紧张素－醛固酮系统主要通过保钠（重吸收增加）而保水，血管升压素（又称抗利尿激素 ADH）主要通过水通道的形成，使集合管上皮细胞对水的通透性增加，从而增加对水的重吸收。即前者通过保钠而保水，后者直接保水。为便于记忆，可简单认为醛固酮和 ADH 都是保水激素，分泌增加，排水减少；分泌减少，排水增加。

汗液

非显性排汗以排水为主，电解质含量甚微；显性排汗是汗腺活动的结果，汗液中的溶质主要是 NaCl，浓度为 0.15% ～ 0.5%，平均为 0.30%，随汗液亦可排出少量的钠，如果大量出汗，也可丢失大量的钠。

重症病人水钠失衡原因

ADH 分泌减少：中枢神经系统疾病，特别是创伤、神经外科手术、感染等可影响 ADH 分泌，使 ADH 分泌减少，导致肾脏排水多于排钠，产生高钠血症。

ADH 分泌增多：细胞外液（ECF）渗透压是调节 ADH 释放的最重要因素，血容量也是调节 ADH 释放的另一个重要因素。细胞外液渗透压增高 1% ～ 2% 就能引起明显的 ADH 释放，但是有效血容量较大幅度减少（5% ～ 10%）时才能刺激 ADH 释放，这时可能并不存在血浆高渗。有效循环血量减少或其他刺激引起 ADH 释放可能导致低钠血症，称为 ADH 分泌不当综合征（syndrome of inappropriate ADH, SIADH）。多见于脑部和肺部的一些肿瘤、感染、外伤等。所以，在正常生理情况下，ADH 的释放主要通过渗透压调节，在血容量减少的情况下，血容量是重要的调节因素。

醛固酮分泌减少：导致钠水丢失过多，低钠血症，低容量。

醛固酮分泌增多：原发醛固酮增多症和库欣综合征患者，醛固酮持续过量分泌，引起高钠和水肿。

渗透压感受器阈值升高：病变部位可能在下丘脑，渗透压调定点上移，ADH 保水作用减弱，醛固酮保钠作用正常，可引起高钠血症。

淋巴回流受阻：淋巴回流能把组织间液及其所含蛋白质回收到血液中循环，淋巴回流受阻，含蛋白的水肿液在组织间隙积聚。

渗透性利尿：高蛋白输液、甘露醇、高渗葡萄糖等引起渗透性利尿，失水多于失钠，产生高钠血症。

毛细血管渗漏综合征：重症患者特别是 MODS 者多有此综合征。

重症患者水电解质失衡是多因素引起，除以上因素外，可能还有液体和电解质的出入量、失血、失液、呕吐、腹泻、手术、休克、炎症反应、血流动力学、各脏器功能特别是肾脏心脏等因素。

高钠的处理

高钠同时缺水：补给 5% 葡萄糖液，或鼻饲后注入温开水。

高钠伴血容量过多：可用微量泵持续泵入利尿剂（常用呋塞米或托拉塞米）除去过量的钠和水，血钠高于 200 mmol/L 时，可以进行透析或使用 CRRT。

高钠等容时：补给水，可鼻饲温开水。

低钠的处理

低钠同时缺水：补给生理盐水，血钠低于 120 mmol/L 时，可补给高渗盐水。

低钠水中毒：轻症限水即可，重症用微量泵持续泵入呋塞米（或托拉塞米），输注高渗氯化钠，也可使用 CRRT。

低钠等容：轻症补生理盐水，重症补高渗盐水加呋塞米（或托拉塞米）。

重症病人的液体潴留

多数重症病人既存在容量不足的问题，又存在液体潴留的情况。容量不足主要是有效循环的容量不足，液体潴留主要是组织间隙的液体潴留。这两种情况在整个病程的各个阶段严重程度也不一样。

重症病人几乎普遍存在液体潴留的情况，患者看上去"水汪汪"的，有些部位甚至是"明晃晃"的。主要原因有：（1）重症病人的血流动力学发生变化。（2）机体发生一系列神经或激素介导的反应导致液体潴留。（3）重症病人往往有低蛋白血症。（4）毛细血管渗漏综合征。（5）治疗时的给药、输液、输血等。

当我们看到"水汪汪"或者"明晃晃"的外表时，更要想到这不只是表面，患者的内部器官和组织也不可避免地处于水肿状态。要有"表里如一，见面知里"的思维。

液体潴留在血流动力学不稳定的初期可增加前负荷，从而改善每搏输出量，有一定益处。但长时间的液体潴留使肺静脉压升高，不利于肺内气体交换，使组织水肿，不利于代谢。液体潴留总的来说对患者是不利的，积极处理很重要。

重症病人液体潴留的治疗

呋塞米（或托拉塞米）：（1）价格便宜，起效快，效果好。（2）用量要适当地大一些，很多专著介绍20～40 mg，1～2次/日，这个剂量对于ICU的多数重症患者来说偏小，且静推给药导致给药不匀。（3）尽量用微量泵，持续泵入，可100 mg加入生理盐水50 mL根据患者的反映以及血压情况调整速度，一般1～5 mL/h。（4）血压不稳定时不用或者小剂量使用。（5）主要副作用有电解质紊乱、低血钾等，如果发生低血钾，可用微量泵经中心静脉导管泵入氯化钾。（6）何时停用？一般患者皮肤干燥，甚至有皱褶时停止使用，但注意不要过度使用导致容量不够，甚至出现低血压。

清蛋白或血浆：重症病人往往有低蛋白血症，输注清蛋白能改善液体潴留。也可输注新鲜或冰冻血浆，新鲜或冰冻血浆的清蛋白浓度按 40 g/L 计算（参考正常人血浆清蛋白浓度），每袋血浆（200 mL）含清蛋白 8 g，血浆不仅含有清蛋白，还有球蛋白以及凝血因子，对重症患者很有好处。大量输注血浆可能会同时带入大量的水分，可用呋塞米或CRRT 将水排出。

CRRT：对于液体潴留严重或者肾功能差的患者，可用 CRRT。CRRT 不仅能清除水分，还能清除重症患者的炎症介质，对全身炎症反应综合征（SIRS）也有很好的治疗作用。

正常人的水平衡

正常成人每日摄入 1 500 ~ 2 500 mL 水，排出 1 500 ~ 2 500 mL 水，进出水量平衡。

摄入的水分包括三部分：饮水、食物含水、代谢生水。其中饮水量占摄入水量的一半，食物含水和代谢产生的水占一半。

排出的水分包括四部分：尿、大便含水、呼吸排水、皮肤排水。其中尿量占排出水量的一半，其他占一半，约 900 mL。

排出水分：尿 1 000 ~ 2 000 mL，粪 100 ~ 150 mL，肺 200 ~ 400 mL，皮肤 300 ~ 600 mL。

普通禁食病人输液量的估算

这里提到的普通禁食病人指的是禁食，但无休克、无脱水、无呕吐、无腹泻、无心力衰竭、无发热、无外引流、未使用呼吸机的成年病人，且病人的心功能和肾功能正常。

可有以下多种方法来估算：（1）按基本生理需要量，即成人1 500 ~ 2 500 mL/日。（2）笼统按成人2 000 mL/日计算。（3）按千克体重计算：每千克体重输液30 ~ 40 mL。（4）尿量加900 mL。

普通不禁食病人的输液量

普通不禁食病人输液的目的是给药，根据所给药物可少于或多于普通禁食病人的输液量。心功能和肾功能正常时，人体对水平衡有很强的调节能力。如果心肾功能障碍则按监测和评估结果计划输液量。

影响重症病人输液量的因素

应用呼吸机，增加补液量300 ~ 500 mL；发热，增加补液量300 ~ 500 mL；体外引流，增加相应引流量；休克、脱水、呕吐、腹泻，根据失水量及监测结果补液；心力衰竭、脑水肿，适当减少补液。

输 血

【导言】输血是ICU的重要治疗措施之一，血源长期紧张，血制品来之不易，因此，需要建立良好的输血思维，要正确评估重症病人是否具有输血适应证，对输血患者还要计划好所适用的血制品种类和需要量。

正常人的血量

正常人的血量约为体重的8%。一个体重60 kg成年人的血量约为4.8 L，凑个整数约为5 L或5 000 mL，按重量算为5 kg。便于形象记忆，就是一壶普通调和油那么多。

全身血液的大部分在心血管系统中快速循环流动，称为循环血量，小部分血液滞留在肝、肺、腹腔静脉及皮下静脉丛内，流动很慢，称为储存血量。

失血时

一般在15 min内快速大量失血超过总血量的20%（约1 000 mL）时即可引起失血性休克，如果失血超过总血量的50%，会很快导致死亡。

失血后是否引起休克，取决于失血量和失血速度，可用休克指数（shock index, SI）来判断：

SI=HR/SBP，即心率除以收缩压。

SI=0.5，说明正常或失血量小于10%；

SI=1.0，说明失血量为20%～30%；

SI=1.5，说明失血量为30%～50%。

大量失血后，血容量迅速减少，机体为保证心脑血液供应，进行血液重分配，在休克早期就会引起肾血流灌注不足，导致急性功能性肾衰竭；同时，由于肠血流减少，肠道屏障功能减退，引起肠源性内毒素及细菌移位，导致内毒素血症或演变成败血症休克。这也是其向不可逆性休克发展的重要原因之一。

是否输血

根据失血量判断：低于总血量的10%（500 mL），一般不需要输血；

失血量在总血量的 10% ～ 20%（500 ～ 1 000 mL），酌情输血；达到总血量的 20% ～ 30%（1 000 ～ 1 500 mL），适当输入浓缩红细胞；大于总血量的 30%，浓缩红细胞与全血各半，再配合血浆等。

根据血红蛋白浓度判定，2000 年卫生部输血指南建议：Hb > 100 g/L，不需输血；Hb=70 ～ 100 g/L，酌情决定；Hb < 70 g/L，需要输血。

根据血细胞比容判断：血细胞在血液中所占的容积称为血细胞比容（hematocrit，HCT），正常成年男性为 40% ～ 50%，女性为 37% ～ 48%，由于白细胞和血小板仅占血液总容积的 0.15% ～ 1%，故血细胞比容很接近于红细胞比容。HCT < 30% 时可考虑酌情输血。

其他临床因素：由于麻醉的舒张血管作用，术中失血超过 500 mL 可能就需要输入红细胞；烧伤病人常需要大量血制品支持。

该输多少血？

一般要求达到 Hb 在 100 g/L 以上，HCT 在 30% ～ 35% 较好。应根据失血速度、对输血的反应、血流动力学情况、器官功能情况决定，不应单一根据 Hb 决定。

那么，最多能输多少血呢？对于出血患者，如果出血难以止住，可能需要输较多的血。从媒体上看到，西安一医院为我国第一例换脸患者（面部组织移植，媒体形象地称为"换脸"）术中输血 5 000 mL，可以粗略地认为将全身血液换了一遍；另外看到上海一家医院为一肝脏巨大肿瘤患者手术时输血 10 000 mL。我科在 2014 年为一名肝破裂、脾破裂、肾破裂、多处骨折的患者在 24 h 内输入的红细胞、血浆、血小板、冷沉淀等血制品，折合成全血相当于 30 000 mL，最终将患者抢救成功。

在短时间内输大量血制品并不是一件容易的操作，往往需要多路中心静脉导管方能完成。大量输注血制品还会带入大量液体，还须有 CRRT 解决液体问题。

大量输血的影响

1. 低体温（输入大量冷藏血）。

2. 碱中毒（柠檬酸钠在肝内转化为碳酸氢钠）。

3. 低血钙（含柠檬酸钠血制品）。

4. 高血钾（输入大量库存血）。

5. 凝血异常（凝血因子被稀释和低体温）。

红细胞制品

悬浮红细胞（红细胞悬液）：用离心方法分出全血中90％的血浆，加入各种晶体盐红细胞保存液，含有全血中全部的红细胞和一定量的白细胞、血小板、少量的血浆，HCT为50％~65％，在4℃±2℃条件下，可保存35天。从200 mL全血中分离出来的全部红细胞为1 U，目前供血部门提供的悬浮红细胞大部分为每袋2 U。

浓缩红细胞：200 mL的全血分离出其中的部分血浆，总量为110~120 mL，即1U的红细胞，HCT为70％~80％。浓缩红细胞与悬浮红细胞的区别是，浓缩红细胞未加入红细胞保存液。

去白红细胞：去除了90％的白细胞。

洗涤红细胞：去除了血浆成分，特别是抗A和抗B抗体。

冰冻红细胞：可保存3年，利于稀有血型的保存，非冰冻血保存期为1个月左右。

红细胞除了具有携氧作用外，还是机体重要的免疫活性细胞。红细胞与白细胞两大免疫系统相互作用，共同维护人体健康。红细胞表面有一种叫补体受体（CR1）的蛋白质，能黏附免疫复合物（CIC），将其带到肝、脾，使其被巨噬细胞吞噬，从而使血管内的"垃圾"病理性循环免疫复合物被清除。此外，红细胞表面补体受体还能黏附细菌、病毒等。血液中红细胞的数目是白细胞的 1 000 多倍，与循环免疫复合物相遇的机会比白细胞大得多。

白细胞制品

浓缩白细胞已较少使用。对于严重感染，首选抗生素，其次选静脉注射免疫球蛋白。

血小板制品

储存的同种血小板可在病人体内存活 3 天。

ICU 内需要输注血小板的患者往往是出血患者，血小板大量丢失和消耗，因此输注血小板时尽量一次多输一点，这样才能起到止血作用，一般每次输注的血小板要超过两个治疗量，避免输入的量赶不上丢失和消耗的量，否则可能起不到止血效果。

血浆成分

新鲜冰冻血浆（FFP）：全血采集后 6 个小时内分离，零下 20 ~ 30 ℃保存。一般用量 5 ~ 20 mL/kg，不宜大于 20 mL/kg。凝血因子只要大于原有水平的 20%，一般不会发生凝血障碍。

冰冻血浆（FP）：新鲜冰冻血浆除去冷沉淀成分即冰冻血浆。

冷沉淀：新鲜冰冻血浆 4 ℃溶解时不溶的沉淀物即冷沉淀。其主要含有纤维蛋白原、Ⅷ因子、血管性假血友病因子（vWF），主要用于儿童甲型血友病、先天或获得性纤维蛋白原缺乏症等。

新鲜冰冻血浆成分 = 冰冻血浆成分 + 冷沉淀成分。

血浆蛋白成分

清蛋白：有 5%、20%、25% 三种浓度，常用者为 20%。

免疫球蛋白：包括正常人免疫球蛋白（肌内注射用）、静脉注射免疫球蛋白和针对各种疾病的免疫球蛋白。

浓缩凝血因子：用于治疗血友病和各种凝血因子缺乏症。

对输血结果的预判

1. 一袋红细胞为 2 U，相当于 400 mL 全血中的红细胞，根据经验每输一袋可提高血红蛋白到 10 g/L 左右。也可进行推算：一体重为 70 kg 的患者，血量为 70×8%=5.6 L=5 600 mL，假设所输 400 mL 血的血红蛋白浓度为 120 g/L，那么输一袋 2 U 红细胞即输入了 400 mL×120 g/L=48 g 血红蛋白，48 g÷5 600 mL=8.57 g/L，约为 10 g/L。

2. 血浆一袋一般 200 mL，也有 100 mL 和 50 mL 规格的。输一袋 200 mL 的血浆，根据经验可提高血浆清蛋白到 1.5 g/L 左右。也可进行推算：一体重 70 kg 患者，血量为 5 600 mL，假设所输 200 mL 血浆的清蛋白浓度为 40 g/L（正常人血浆清蛋白浓度），那么输一袋 200 mL 血浆相当于输入了 200 mL×40 g/L=8 g 清蛋白，8g÷5 600 mL=1.43 g/L，约为 1.5 g/L。

3. 输注一个治疗量的血小板，根据经验可将血小板浓度提高 $30×10^9/L$。

4. 每袋冷沉淀中约含纤维蛋白原 150 ~ 200 mg，每千克体重给予 35 ~ 70 mg 的纤维蛋白原可把血浆纤维蛋白原浓度提高到 1.0 g/L 以上。正常人血浆纤维蛋白原浓度为 2 ~ 4 g/L，最低止血浓度为 0.5 ~ 1.0 g/L。所以，一般成人常用剂量为每次 1 200 ~ 1 600 mg，大约 10 袋，使血浆纤维蛋白原浓度维持在 0.5 ~ 1.0 g/L 为适宜。

ICU 医生能够预判输血结果，可精准计划输血，既不耽误输血，也不造成浪费。但是，重症病人的病情总是在变化，还需要严密监测输血结果。

紧急情况的输血

一、RhD 阴性输血

Rh 血型是人类的一种红细胞血型系统，有五种抗原，其中 D 抗原的抗原性最强，所以，一般把红细胞表面含有 D 抗原的称为 Rh 阳性血。我国汉族人大多数 RhD 阳性，约有 0.3% 为阴性。因此常将 RhD 阴性血称为稀有血型，俗称"熊猫血"。RhD 阴性患者输血时一般输 RhD 阴性血，如果在抢救时，无法获得 RhD 阴性血时，可以首次足量输注 ABO 同型、RhD 阳性的血液成分。但须完成相关的告知和签字程序，履行紧急输血程序，并且要足量输注。这是因为 RhD 阳性的红细胞在阳性者体内不属于"异物"，不会产生抗体，但是到了阴性者体内就属于"异物"，作为抗原可能会使机体产生抗体，产生抗体的可能性许多研究报道不一，为 30% ~ 40%，之所以要一次足量输注是因为多次输注更容易产生抗体。如果已经产生了抗体，再次输入 RhD 阳性血就会发生反应。所以已经输过 RhD 阳性血的 RhD 阴性患者再次输血时要进行抗体检查。

RhD 阳性患者可以接受不规则抗体筛查阴性的 RhD 阴性患者血液成分。不规则抗体是指血清中抗 –A、抗 –B 以外的其他血型抗体。但是对于已经产生了抗体的 RhD 阴性供血者捐献的血液，输注给 RhD 阳性患者时要谨慎。

二、即刻输血

在特别紧急的情况下，来不及进行血型鉴定和血液相容性检测时，可以立即给患者输注正反定型相符的 O 型红细胞和 AB 型血浆。即刻输血后要尽快确定患者血型，尽早采取同型血输注。并要完成相关的告知和签字程序，履行紧急输血程序。

血管活性药物的应用

【导言】血管活性药在 ICU 的使用相当普遍，本文叙述 ICU 常用的血管活性药的作用机制、用量和用法。

常用肾上腺素能血管活性药物的作用机制比较

常用的肾上腺素能血管活性药物有肾上腺素、去甲肾上腺素、异丙肾上腺素、去氧肾上腺素、多巴胺、多巴酚丁胺等，它们的作用机制如表1所示。

表1 常用肾上腺素能血管活性药物的作用机制比较

分类	药物	多巴胺受体 多巴胺受体兴奋时以血管扩张为主（肾、肠系膜、冠脉、脑），对心脏也有轻微的正性频率和肌力作用	α 受体 α 受体兴奋：皮肤黏膜血管及内脏血管收缩	β_1 受体 β_1 受体兴奋：心肌收缩力增强，心率加快，心肌耗氧量增加	β_2 受体 β_2 受体兴奋：冠状动脉和骨骼肌血管扩张
α 受体激动药	去甲肾上腺素	-	+++	++	-
	去氧肾上腺素	-	+++	-	-
α,β 受体激动药	肾上腺素	-	++++	++++	++
	多巴胺	+++	++	+++	++
β 受体激动药	异丙肾上腺素	-	-	++++	++++
	多巴酚丁胺	-	-	++++	+

α 受体激动收缩血管，提升血压，对休克有利；β_1 受体激动，提高心率，对窦缓有利；β_2 受体激动，扩张冠脉，对冠心病有利。

休克病人多数血压低心率快。理想的血管活性药应该能提升血压，而不提高心率。去氧肾上腺素（又称苯肾上腺素）激动 α 受体，使血管收缩，提升血压，血压升高后激发迷走神经反射，减慢心率，所以去氧肾上腺素不但可以提升血压，还可减慢心率，对于休克病人来说是理想的血管活性药。去甲肾上腺素也是休克病人理想的血管活性药，临床上应用较多。

肾上腺素激动 α 受体，使血管收缩，提升血压，血压升高后也可激发迷走神经反射，减慢心率。但是肾上腺素还有很强的 β 受体激动作用，提高心率，其结果是血压升高，心率加快。肾上腺素是理想的心脏复苏用药。

异丙肾上腺素不激动 α 受体，不提升血压。但异丙肾上腺素可激动 β_1 受体，提高心率，是治疗窦缓的理想药物。它还可激动 β_2 受体，不仅对冠心病有利，还能舒张支气管平滑肌（如沙丁胺醇、特布他林就是单纯的 β_2 受体激动剂）。

常用血管活性药的用量

多巴胺、多巴酚丁胺、肾上腺素、去甲肾上腺素、异丙肾上腺素、硝酸甘油、硝普钠等血管活性药，其有效剂量与最大剂量间相差 10 ~ 20 倍，也就是说很少的量就会产生效应，再增加 10 ~ 20 倍，甚至更多才能达到最大剂量。硝酸甘油和硝普钠是两个常用的扩张血管的血管活性药。

常用的血管活性药均不用每日用量或每次用量的方法来表述使用剂量，而是用 μg/（kg·min）来表示，即每分钟每千克体重用多少微克的药量，是用速度来表达的。

下面罗列一下专著或指南介绍的血管活性药的剂量。

1. 多巴胺：规格为 20mg，2mL。常规量为 2 ~ 20 μg/（kg·min）。小剂量为 2 ~ 5 μg/（kg·min），激动 D_1，血管扩张为主（肾、肠系膜、冠脉、脑），

对心脏也有轻微的正性频率和肌力作用；中等剂量为 $5 \sim 10~\mu g/(kg \cdot min)$，以兴奋 α_1 受体为主，心脏的正性频率和肌力作用明显，对维持血压有利；大剂量为大于 $10~\mu g/(kg \cdot min)$，兴奋皮肤黏膜骨骼肌的 α_1 受体，血管收缩，肾、肠血流量减少，可能诱发心律失常。

2. 多巴酚丁胺：规格为 20 mg，2 mL。多巴酚丁胺为单纯的 β 受体激动剂，其作用与 β 受体阻滞剂相反，具有增加心率、增加心排血量、增加肾血流量的作用。对于有右心功能不全或肺动脉高压者，可降低其肺动脉血管阻力。常规量为 $2 \sim 20~\mu g/(kg \cdot min)$。

3. 肾上腺素：规格为 1 mg，1 mL。常规量为 $0.01 \sim 0.2~\mu g/(kg \cdot min)$。小剂量为 $0.01 \sim 0.05~\mu g/(kg \cdot min)$，主要激动 β_1、β_2 受体，正性肌力，α 效应不明显；中剂量为 $0.05 \sim 0.1~\mu g/(kg \cdot min)$，$\alpha$、$\beta$ 效应均明显；大剂量为 $0.1 \sim 0.2~\mu g/(kg \cdot min)$，$\alpha$ 效应明显，强烈收缩血管。也有用量为 $0.2 \sim 0.5~\mu g/(kg \cdot min)$。

4. 去甲肾上腺素：规格为 2 mg，1 mL。平均剂量 $0.2 \sim 1.3~\mu g/(kg \cdot min)$；一般较低初始剂量 $0.01~\mu g/(kg \cdot min)$；最大剂量 $5~\mu g/(kg \cdot min)$；一般推荐剂量为 $1 \sim 3~\mu g/(kg \cdot min)$。

5. 异丙肾上腺素：规格为 1 mg，2 mL。异丙肾上腺素不激动 α 受体，不提升血压。激动 β_1 受体，提高心率，是治疗窦缓的理想药物。异丙肾上腺素还可激动 β_2 受体，对冠心病有利，激动 β_2 受体还能舒张支气管平滑肌（类似沙丁胺醇、特布他林的作用，沙丁胺醇和特布他林是单纯的 β_2 受体激动剂）。一般为 $0.01 \sim 0.20~\mu g/(kg \cdot min)$，也有用量到 $0.2~\mu g/(kg \cdot min)$。

6. 血管升压素：规格为 100 mg，5 mL。一般用量 $0.01 \sim 0.04~U/min$。

7. 硝酸甘油：规格为 5 mg，2 mL。一般 $5 \sim 10~\mu g/min$，每 $5 \sim 10~min$ 增加 $10~\mu g$，最大推荐剂量为 $200~\mu g/min$。注意这里不是每千克体重

的用药。也有推荐 0.1 ~ 2 μg/（kg·min）。也有说 1 ~ 5 μg/（kg·min），最大剂量 10 μg/（kg·min）。

8. 硝普钠：规格为 50 mg，粉剂。一般用量 0.1 ~ 5 μg/（kg·min），也有推荐 0.5 ~ 8 μg/（kg·min）。

常用血管活性药的用法

有微量泵时建议用微量泵泵入法，尽量不用输注法。

配药时可采用"体重乘 3 法"，以多巴胺为例：患者体重 70 kg，70×3 =210，将 210 mg 的多巴胺加入 50 mL 注射器，加生理盐水至 50 mL，泵入时，走速每小时多少 mL 就表示多少 μg/（kg·min）的剂量。

"体重乘 3 法"在 ICU 经常使用，ICU 的医生有必要搞清"体重乘 3 法"的由来。下面以多巴胺为例用数学方法来推导。

A：设某患者体重为 M（kg），所需要的多巴胺目标剂量为 W[μg/（kg·min）]。

B：在 50 mL 液体中多巴胺的量为 N（g），走速为 V（mL/h）。

由 A 得，每小时多巴胺需要量为：$M×W×60$（乘以 60 是 h 与 min 的换算）。

由 B 得，每小时多巴胺泵入量为：$N÷50×V×1\ 000$（乘以 1 000 是 g 与 μg 的换算）。

每小时的需要量与泵入量应相等，即 $N÷50×V×1\ 000 = W×60×M$。可得 $N=（W/V）×3×M$，由该式可推出：如果 $N=3M$，则 $W=V$，即 50 mL 注射器加入的多巴胺的量如果等于体重（kg）的 3 倍，则走速每小时多少 mL 就等于多少 μg/（kg·min）的剂量。

"体重乘 3 法"中"3"的来源是 50 mL×60 min÷1 000 μg，是一个常数。

除多巴胺外，其他药物也一样。由此可知，无论任何血管活性药，只要其规格剂量单位用 g 表示，使用剂量单位用 μg/（kg·min）表示，加在 50 mL 注射器中泵入，均可用"体重乘 3 法"。根据不同药物使用的量，这个常数可以加倍或减倍。如乘以 0.3，走速 1 mL 就是 0.1 μg/（kg·min）。

一般多巴胺、多巴酚丁胺用"体重乘 3 法"，其他药用此方法并不简便。

我们科室的用法是：多巴胺、多巴酚丁胺用"体重乘 3 法"；肾上腺素、去甲肾上腺素、异丙肾上腺素用 10 mg 加入 50 mL 注射器并根据需要调整泵速；硝酸甘油用 20 mg（4 支）加入 50 mL 注射器并根据需要调整泵速；硝普钠用 50 mg（1 支）加入 50 mL 注射器并根据需要调整泵速。

科室内血管活性药的使用形成相对固定的配药方法，可节省时间，带来很多方便。

泵入血管活性药时要尽量用中心静脉导管，特别是肾上腺素、去甲肾上腺素、多巴胺等有强烈的收缩血管作用，并且给药剂量一般都很大。但在抢救病人时，来不及置管或置管成功之前，可短期一两个小时使用周围血管。

血管活性药的联合使用

有时单药用到很大量也不能达到目标，可考虑联合用药，如去甲肾联合多巴胺、去甲肾联合肾上腺素、去甲肾联合多巴酚丁胺、多巴胺联合多巴酚丁胺等，有时甚至需要三药或更多药联合使用，如果需三个以上血管活性药维持血压说明病情已经相当严重。

适度营养

【导言】重症病人究竟是要加强营养，还是适当"饿"一下更好？这个话题一直在争论。本文从营养的基础知识开始，结合重症患者的胃肠道功能，以及本科室的一些经验，来讨论重症病人的营养问题，如何时开始补充营养，需要什么营养，用什么方式等。另外，胃肠道功能与应激相关胃黏膜损伤关系密切，所以本文也加入了应激相关胃黏膜损伤的内容。

按营养的途径一般把营养分为肠内营养和肠外营养。如果将其称之为胃肠道营养和静脉营养，可能会表达得更清晰而不拗口。

热量计划与营养素的选择

总热量计划

机体的基础能量消耗（basal energy expenditure, BEE）或称静息代谢率（resting metabolic rate, RMR）可按 Harris-Benedict 公式计算，该公式由体重、身高、年龄三个参数及相关的系数计算出 RMR。然而，体温、呼吸频率、潮气量、创伤等因素对 BEE 也会有很大影响。体温每升高 1 ℃，代谢率平均增加 10%，创伤、感染使 RMR 增加 20% ~ 30%，大面积烧伤使 RMR 增加 50% ~ 100%，择期手术使 RMR 增加 10% 左右，于是在 Harris-Benedict 公式的基础上又有一些改良公式，但应用最多的仍是 Harris-Benedict 公式。

Harris-Benedict 公式计算基础能量消耗：

男性：66+（13.7× 体重 kg 数）+（5× 身高 cm 数）-（6.8× 年龄岁数）

女性：655+（9.6× 体重 kg 数）+（1.8× 身高 cm 数）-（4.7× 年龄岁数）

每日能量 = 基础能量消耗 × 活动系数 × 体温系数 × 应激系数 × 校正系数

活动系数：卧床为 1.2；下床轻度活动为 1.25；正常活动为 1.3；中度活动为 1.5；剧烈活动为 1.75。

体温系数：38 ℃为 1.1；39 ℃为 1.2；40 ℃为 1.3；41 ℃为 1.4。

应激系数：体温正常为 1.0；发热为 1.3。

校正系数：男为 1.16；女为 1.19。

Harris-Benedict 公式及其他改良公式都是对 RMR 的预测，临床上也可用间接测热法（这里的热指热量，不指温度）测定实际静息能量消耗（resting energy expenditure，REE），其原理是通过测定呼吸气体交换以推算细胞气体交换，从而计算呼吸商（RQ）和代谢率，需测定的参数为氧耗量（V_{O_2}）和二氧化碳产生量（V_{CO_2}）。这种方法代价高，耗时，准确性也有待提高。间接测热法检测的结果比 Harris-Benedict 公式预测的结果低 10％左右。

通常正常机体每天所需热量为 1 800 ~ 2 000 kcal，以千克体重计为 25 kcal/kg。

例：一名 70kg 体重的创伤病人，每天总热量需求为 70 kg×25 kcal/kg×（1 + 20％）=2 100 kcal，创伤增加 20％。

按热量计划蛋白质需要量

正常机体蛋白质（氨基酸）的需要量是 0.8 ~ 1.0 g/（kg·d），相当于氮量 0.15 g/（kg·d）。应激创伤时蛋白质需要量增加，可达

1.2 ~ 1.5 g/（kg·d），为氮 0.2 ~ 0.25 g/（kg·d）。烧伤患者可能需要高于 1.5 g/（kg·d）的高蛋白营养方案。

建议蛋白质的给予占总热量的 15% ~ 20%。

蛋白营养不足或营养过度均可导致不良反应。蛋白营养不足可引起机体蛋白的消耗和氮的丢失增加；蛋白营养过量则通过脱氨基作用产生的氨以尿素的形式排出体外，因尿素的排出需要水分，可能会导致机体脱水。老年人摄入蛋白超过 1.5 g/（kg·d）时，发生氮血症的风险更高。当血尿素氮（BUN）水平升高超过 100 mg/dL（1 mg/dL=0.356 mmol/L），以及因氨水平升高导致脑病恶化时，应减少蛋白摄入量。这里要注意的是，氨水平升高导致脑病恶化时应减少的是肠道蛋白摄入量，而并非静脉蛋白摄入量。

也可通过氮平衡试验确定蛋白质的给予量，在没有消化道及其他额外的体液丢失（如消化道瘘或大面积烧伤等）的情况下，机体蛋白分解后基本是以尿素形式从尿中排出，因此测定尿中尿素氮（UUN）含量（精确收集 24 h 尿液并计算），加常数 2 ~ 3 g（表示以非尿素氮形式排出的含氮物质和经粪便、皮肤排出的氮），即为出氮量，入氮量测定静脉输入氨基酸的含氮量（6.25 g 氨基酸 =1 g 氮），由此可以得出病人是处于正氮或负氮平衡状态，指导蛋白质营养。

每克蛋白质（氨基酸）产热 4 kcal。

例如，计算一名 70 kg 体重的创伤病人，每日蛋白质的需要量。计算方法一：70 kg×1.5 g/（kg·d）=105 g，产生热量 105 g×4 kcal/g= 420 kcal；计算方法二：每天总热量需求为 70 kg×25 kcal/kg×（1 + 20%）=2 100 kcal，蛋白质供应 20%，2 100×20% =420 kcal，420 kcal÷4 kcal/g=105 g。

按热量计划脂肪需要量

脂肪供热量占总热量的 15% ~ 30% 较合适，一般按 20% 计算，最低要占到总热量的 2% ~ 4%。

注射用脂肪乳剂（IVLE）安全无毒，但输入过快可致胸闷、心悸或发热，最大用量为 2 g/（kg·d），70 kg 体重的最大用量为 700 mL 20% IVLE，过量脂肪摄入可导致高三酰甘油血症和脂肪负荷过重。脂肪负荷过重的表现包括呼吸窘迫、凝血障碍、肝功能异常，以及网状内皮系统功能受损。长时间脂类给予不足可致必需脂肪酸缺乏（EFAD），三周不含脂肪的全胃肠外营养（TPN）的输入即可引起 EFAD，EFAD 表现为弥漫的脱屑性皮炎、脱发、血小板减少症、贫血和伤口愈合不良。

每克脂肪产热 9 kcal。常用的 20% IVLE 含有注射用大豆油、注射用卵磷脂、注射用甘油，能量提供率为 2 kcal/mL。

例：一名 70 kg 体重的创伤病人，每日脂肪供热应为 2 100 kcal × 20% =420 kcal，相当于 IVLE 420 kcal ÷ 2 kcal/mL=210 mL。

按热量计划碳水化合物需要量

每日需要的外源性碳水化合物的最低量为 100 ~ 150 g，最大量为 4 mg/（kg·min）（一名 70 kg 患者 24 h 最大量为 4×70×24×60÷1 000=403.2 g），占总热量的 30% ~ 70%。使用碳水化合物的目标是最大限度地贮存蛋白质，同时使高血糖的发生率降至最低。

碳水化合物（CHOs）摄入不足时，脂肪和肌肉组织会被用作燃料来源进入糖异生途径以满足机体对葡萄糖的需要。蛋白质的分解不但会导致骨骼肌重量降低，还会导致内脏机体蛋白、机体结构蛋白和代谢活性蛋白减少，引起伤口愈合不良、免疫反应下降以及生理耗竭，最终导致整个机体衰竭。补充葡萄糖 100 g/24 h 就有显著的节省蛋白质的作用。

葡萄糖的应用也有不少缺点，首先用于 PN 的葡萄糖溶液往往都是高浓度的，25 % 及 50 % 葡萄糖的渗透量分别高达 1 262 mmol/L 及 2 525 mmol/L，对静脉壁的刺激很大，不可能经周围静脉输注。其次是机体利用葡萄糖的能力有限，为 5 mg/（kg·min），应激后普遍存在胰岛素抵抗，糖的利用率更差，过量或过快输入可致高血糖、糖尿，甚至高渗性非酮症昏迷。CHOs 摄入过量还可致高碳酸血症以及肝脂肪浸润。CO_2 潴留、每分通气量增加、呼吸机撤离困难、急性呼酸或代碱以及呼吸商（RQ）> 1 可能提示总热量或 CHOs 摄入过量。

每克碳水化合物产热 4 kcal，CHOs 在水溶液中呈水合状态，能量供给降到 3.4 kcal/g。

每日 CHOs 的需要量为（总热量 – 蛋白质供热量 – 脂肪供热量）÷ 3.4 kcal/g。

例：一名 70 kg 体重的创伤病人，每日 CHOs 的需要量为（2 100 kcal–420 kcal–420 kcal）÷ 3.4 kcal/g = 370.59 g。相当于 50 % GS 500 mL（250 g）+10 % GS 1 000 mL（100 g）+ 果糖 20 g。

氨基酸的选择

氨基酸分必需氨基酸（EAA）和非必需氨基酸（NEAA），NEAA 中的一些氨基酸在体内合成率低，当机体需要量增加时则需要体外补充，称为条件必需氨基酸，如精氨酸、谷氨酰胺、组氨酸、酪氨酸、半胱氨酸等。机体在患病时因摄入减少，EAA 来源不足，NEAA 合成会受到影响，因此从临床营养角度，应把 NEAA 放在与 EAA 相同重要的地位，一定程度上必需和非必需的概念已不复存在了。新的氨基酸分类方法所述的必需、条件必需和非必需氨基酸应根据其功能和生理特性所决定，同时要考虑在不同病理状态下需要供给的比率。

临床常用的复方氨基酸溶液是按合理模式（人乳或鸡蛋白）配制的结晶、左旋氨基酸溶液。其配方符合人体合成代谢的需要，是肠外营养的唯一氮源。复方氨基酸有平衡型及特殊型两类。平衡氨基酸溶液含 8 种 EAA，8 ~ 12 种 NEAA，其组成符合正常机体代谢的需要，适用于大多数病人。特殊氨基酸溶液专用于不同疾病，例如用于治疗肝病的制剂中含支链氨基酸（branched-chain amino acids, BCAA）较多，而含芳香氨基酸较少。BCAA 属 EAA 范围，包括亮氨酸、异亮氨酸、缬氨酸三种。BCAA 可以与芳香族氨基酸竞争通过血脑屏障，在治疗肝性脑病（HE）时有利于对脑内氨基酸谱失衡进行纠正。机体在应激状态时，BCAA 成为机体的能源物质，补充 BCAA 将有利于代谢。用于肾病的制剂主要是含 8 种必需氨基酸，仅含少数非必需氨基酸（精氨酸、组氨酸等）。用于严重创伤或危重病人的制剂含更多的 BCAA，或含谷氨酰胺二肽等。

对重症患者来说，谷氨酰胺（glutamine, Gln）是一种非常重要的氨基酸。其重要性体现在：（1）Gln 在组织中含量丰富。（2）它是小肠黏膜、淋巴细胞及胰腺腺泡细胞的主要能源物质。（3）参与抗氧化剂谷胱甘肽的合成。机体缺乏谷氨酰胺时可导致小肠胰腺萎缩，肠屏障功能减退及细菌移位，还易导致脂肪肝；骨骼肌中缺乏时可导致蛋白合成率下降。创伤、应激时很容易发生 Gln 缺乏。近年来甚至有人提出"谷氨酰胺能挽救生命"，其机制就在于它对黏膜、免疫系统的支持以及促进肝脏合成谷胱甘肽，调节内源性的免疫反应，扮演着全身调节者的角色。Gln 的水溶性差，目前应用的都是其二肽物质，如甘氨酰 – 谷氨酰胺、丙氨酰 – 谷氨酰胺。

另一个重要的氨基酸是精氨酸，可刺激胰岛素及生长激素的释放，从而促进蛋白质合成，还是淋巴细胞、巨噬细胞以及参与伤口愈合的细胞等很好的能源。

其他重要的氨基酸可能还有半胱氨酸、牛磺酸等。

肝衰竭和肝性脑病时

无肝衰竭的肝脏疾病患者、肝衰竭（HF）的肝脏疾病患者、肝性脑病（HE）患者三种情况对营养的要求不一样。无肝衰竭的肝脏疾病对营养的要求可以和普通疾病一样，肝衰竭患者在营养治疗时需要防止 HE 的发生，肝性脑病患者需要从营养方面进行治疗。

HE 发生机制中最主要的是氨中毒学说。对于健康人来说，肠道蛋白质经细菌降解产生氨，氨通过门静脉转移到肝，在肝脏转化为谷氨酰胺和尿素。当肝性脑病时，肝脏氨代谢受损，氨积聚在血液中，进入脑组织；门 V 分流，分流血液绕过肝脏，进入脑组织。

关于氨中毒学说需要特别指出以下四点：（1）氨是肠道蛋白质产生的，不是静脉氨基酸产生的。（2）由于肝脏处理不完肠道产生的氨，才导致 HE。（3）HE 早期应避免摄入肠道营养物质，而非静脉营养物质。（4）肠外营养蛋白质诱发 HE 的机会较小。

HE 的另一个机制是 γ - 氨基丁酸中毒学说，γ - 氨基丁酸（gamma amino-butyric acid, GABA）是脑内主要的抑制性神经递质。血浆中的 GABA 由谷氨酸经肠道细菌分解产生，经门 V 流经肝脏，被肝脏迅速分解。HF 时，与氨一样，肝脏代谢 GABA 水平下降；另一方面，门 V 分流，GABA 可绕过肝脏进入脑内，对中枢神经系统起抑制作用。GABA 中毒学说也与氨基酸（谷氨酸）有关，导致 HE 的 GABA 与氨一样也是在肠道产生，不是静脉谷氨酸产生。

HE 的第三个机制是假神经递质学说：食物中的芳香族氨基酸如酪氨酸、苯丙氨酸等经肠道细菌脱羧酶作用转变为酪胺和苯乙胺，正常时，此二胺在肝脏被清除。HF 时，此二胺经过了与氨、GABA 一样的原因和途径进入脑组织，在脑内形成鳝胺和苯乙醇胺，后二者与去甲肾上腺素相似，但不能传递神经递质，故称假神经递质。去甲肾上腺素是脑内重要的兴奋性神经递质，当脑细胞摄取了假性神经递质，不能像摄取去甲肾上腺素那样传递兴奋性神经冲动，则神经传导发生障碍。另一个重要因素，HF 患者血氨基酸代谢失衡，即血浆芳香族氨基酸（如酪氨酸、苯丙氨酸、色氨酸）增多，而支链氨基酸（如缬氨酸、亮氨酸、异亮氨酸）减少，支链氨基酸与芳香族氨基酸比值由正常 3∶1 ~ 3.5∶1 降到 1∶1 或更低。上述两种氨基酸在互相竞争和排斥中通过血脑屏障。进入脑中的芳香族氨基酸增多，可进一步形成假神经递质。支链氨基酸减少的原因在于：正常人支链氨基酸是在胰岛素的作用下进入骨骼肌代谢，HF 时由于胰岛素在肝内灭活降低，高水平胰岛素促使支链氨基酸大量进入骨骼肌，同时高水平的 TNF-α 促进肌肉分解代谢，引起支链氨基酸水平下降。

从 HE 最主要的三个发病机制看，氨、GABA、两种胺均与肠道细菌有关，均与肠道蛋白（氨基酸）有关。因此，HE 的治疗中针对肠道的措施如下。

1.限制肠道蛋白。这里要特别注意，限制的是肠道蛋白，而不是限制所有蛋白。限制了肠道蛋白，因此要加强静脉补充氨基酸（70 g/d），以维持基本的正氮平衡。

2.清洁肠道。尤其是上消化道出血和便秘所致的 HE。

3.酸化肠道。首选乳果糖，不能口服者鼻饲，30 mL，3 ~ 4次／日。目标：每日排便 2 ~ 4 次。原理：乳果糖不被上消化道吸收，以原形进入盲肠，在盲肠中由肠道细菌代谢为乳酸和乙酸，从而降低肠道 pH 值，使氨转化为铵离子。

4.抗生素。抑制肠道细菌，要求口服，且肠道不易吸收。常用抗生素有：新霉素、甲硝唑、万古霉素、利福昔明等。

5. 有益菌。要求不产生尿素酶，如乳酸杆菌、肠球菌、双歧杆菌、酪酸杆菌等，可抑制产生尿素酶细菌的生长，并酸化肠道。以上的治疗都是减少氨、GABA、酪胺以及苯乙胺的形成。

HE 的其他治疗还有：鸟氨酸门冬氨酸（促进氨的清除）、氟马西尼（GABA/BZ 复合受体拮抗剂）、支链氨基酸（改善氨基酸失衡，抑制芳香族氨基酸通过血脑屏障）等。

HF 患者的脂肪代谢受损，一般推荐脂肪热量为 10% ~ 15%。

肾衰竭时

营养治疗是肾衰竭（RF）患者治疗中的一个重要环节，目前认为应对所有患肾病（不管是 ARF、CRF 或终末期肾病）的危重患者，都应给予充分的营养支持。在补充营养素特别是蛋白质的同时，要以随时可以进行透析治疗作为保障。

以往为减少氮源性代谢废物积聚和避免容量超负荷，常过于限制蛋白质和液体量，人为限制了营养支持治疗。当前的肾脏替代治疗可以平稳控制氮质血症和液体平衡，这使得能充分满足危重患者代谢需求的积极的营养治疗得以实现。

小结

不能忽略的重症患者的特点是：高代谢、高分解。

机体一天的总热量需求约 105 kJ/kg。

机体每天蛋白质需求量为 1 ~ 1.5 g/kg。蛋白质虽然不能抑制分解代谢，却能促进合成代谢，从而尽可能维持氮平衡。每克蛋白质供热约 17 kJ。建议蛋白质的给予占总热量的 15% ~ 20%。

脂肪热量应占总热量的 10% ~ 30%，一般按 20% 计算。每克脂肪供热约 37 kJ，20% IVLE 能量提供率约为 8 kJ/mL。剩余热量由

CHOs 提供，每克无水 CHOs 供热约 17 kJ，溶液中的水和状态 CHOs 每克供热约 14 kJ。

HE 患者需要限制的是肠道蛋白质（氨基酸），同时要加强肠外营养。

以往 RF 患者的氮源性营养物质和液体量受限，现在由于 RRT 的发展，可以控制氮质血症和液体平衡，积极营养得以实现。

简单数据记忆：热量需求 105 kJ/kg，在供热量占比中，蛋白质占 15%，脂肪占 25%，CHOs 占 60%；蛋白质供能 17 kJ/g，脂肪供能 37 kJ/g，CHOs 供能 17 kJ，水和状态 CHOs 供热 14 kJ/g。

静脉营养（全肠外营养，TPN）计划程序：首先确定总热量，然后确定蛋白质、脂肪、碳水化合物三种常量营养素的比例（其中先计划蛋白质，再计划脂肪，其余由碳水化合物供给），最后确定液体量、电解质、维生素、微量元素等。

胃肠道营养

何时开始？

目前存在两个矛盾：（1）"重症患者转入 ICU 的 24 ~ 48 h 内优先选择肠内途径营养支持"的治疗理念已被广泛接受，然而"肠内喂养不耐受"的发生率也居高不下。（2）对胃肠道功能的评估已越来越受到重视，但是有指南仍然建议在给予胃肠道营养支持之前并不要求有明显的肠道蠕动。

腹部有损伤的病人，一般会有胃肠道功能障碍，比如肠管损伤，肝脾破裂等。腹部没有损伤的重症患者，也可能会有胃肠功能障碍，比如重度颅脑损伤的患者，他的腹部和胃肠道没有直接损伤，但是会有严重的胃肠功能障碍。再比如有过严重缺氧过程（心肺复苏）

的患者，胃肠功能的障碍可能会相当严重。重症病人胃肠功能障碍的程度会有很大差异，有的轻，有的重，但总体上与疾病的严重程度成正比。

胃肠功能障碍的重症患者，表现为肠道不蠕动、肠鸣音消失，超声或CT扫描会发现病人肠壁增厚、肠管扩张。如果此时给病人胃肠道营养，可能雪上加霜，这时候胃肠道需要的是休息，让其消肿。所谓的"肠内喂养不耐受"其实是消化和吸收的功能还没有恢复。

重症病人胃肠功能恢复的时间也有很大的差异，症状轻，腹部没有直接损伤的病人两三天就会恢复肠鸣音，症状重的可能需要一两周。腹部有损伤的患者胃肠功能恢复的时间与损伤的器官和损伤的程度都有关：病情越重，恢复的时间越长；病情越轻，恢复的时间越短。当肠鸣音恢复时，表示胃肠功能已恢复。

听肠鸣音并不是一件容易的事，却是一件很重要的事，尤其是对于昏迷病人。肠鸣音由高音（主音）和低音（背景音）组成，要注意与其他声音的区别。ICU要配备质量好的听诊器，要多听诊并经常训练积累经验。多数情况下，肠鸣音有就是有，没有就是没有。有些医生经验不足而没有听清，却经常用肠鸣音弱来描述。

过早胃肠道饮食会不会刺激胃肠功能恢复呢？有些情况会，有些情况是不会的。对于功能性的肠鸣音消失（比如有人受到惊吓后肠鸣音也会消失），饮水或饮食可能会刺激胃肠功能的恢复，但是，对于多器官功能障碍且肠管水肿的重症病人，饮水或饮食不会刺激胃肠功能的恢复，反而会起相反的作用。

不同地区、不同级别、不同类型ICU收治的病人，其疾病特点和严重程度并不一样，应根据病人的营养风险、营养需求、胃肠功能、肠鸣音及肠壁水肿情况等综合考虑，不能单一地按发病天数或入住ICU的天数来决定何时开始给予胃肠道营养支持。

多少合适？

多数人感冒时会觉得食欲不振，正常饮食都不想接受，那么重症病人特别是昏迷的重症病人究竟能接受多少肠内营养？体重相同的两个健康人，饮食量差别也可能会很大；同一种疾病状态时，有的病人食欲大增，有的病人则食欲不振吃不下饭；同样情况下，有人喜欢吃肉，有人喜欢吃素。因此，笼统地按体重计算热量可能并不合适。

部分临床医生从进化和病理生理的角度考虑，已经意识到过早和过量的胃肠道营养可能无益。然而，以死亡率、住院总天数、机械通气时间等为观察目标的循证医学数据分析仍然认为足量营养能够获益，但是也更多地关注营养风险的评估。

由于种种原因没有按既有的公式去配给营养，理论上说是被"饿"着的病人却也没有比其他病人康复得慢，甚至还更快一些。这样的情况并不少见，是不是"饿"一点有可能增加一些病人的康复能力？甚至有人提出早期"饥饿"对重症患者有益。于是有了"足量喂养""容许性低热卡喂养""半量营养""滋养型喂养"等营养方式，也有了"早期过度营养"和"供给不足"等概念。

喂饲什么？

胃肠道营养能否成功，能否得到应有的效果，"何时开始"以及"多少合适"很关键，另外还与制剂的选择、加热的方式、喂饲的方式有关。

ICU 能选的制剂有三类：（1）配制好的现成制剂，一般都是大公司出品，有各种类型的配方，营养配比相对科学。（2）医院营养科根据具体患者营养状况配制的制剂。（3）ICU 科室内配餐室配制的制剂。

我们科室使用的以鸡蛋为主要成分的营养制剂，辅以牛奶、面汤、小米汤、果汁、菜汁等，营养效果明显，我们总结有以下特点：（1）鸡蛋的蛋白含量高，而且鸡蛋蛋白的氨基酸构成合理，适合人体。（2）鸡蛋的脂肪含量高且容易消化吸收，还含有丰富的矿物质和维生素。（3）生活经验告诉我们，中国的产妇更愿意多吃鸡蛋来保证营养，鸡蛋更能提供能量。（4）婴儿添加辅食时也常把鸡蛋黄作为重要组成部分，鸡蛋中的脂肪更易吸收。（5）东西方人对营养的需求有差别，南方人与北方人的胃肠对于食物的耐受性也有差别，目前关于营养构成的理论依据多是国外研究的，中国人的营养需求有自己的特点，这需要我们继续探索。（6）除鸡蛋外，牛奶、面汤、小米汤也是东方人，特别是东方人中的北方人喜欢的饮食，牛奶的营养也很丰富，且氨基酸的构成合理，适合人体。（7）中国人胃肠喜欢的加热方式是加热到很高的温度，再放置降温到合适的喂饲温度。（8）鸡蛋加热后会凝固成块不好鼻饲，解决鼻饲问题是关键之一，另外，鸡蛋如何和牛奶、面汤、小米汤、果汁、菜汁混合，是另一个关键。为此，我们科室的护理团队经过认真研究、摸索，反复实验、总结，掌握了鸡蛋加热、凝固的规律，克服了如何与牛奶、面汤、小米汤、果汁、菜汁搭配，以及不易鼻饲等难题，成功制备了以鸡蛋为主的营养制剂作为科室病人的主要肠道营养。（9）营养效果较好，副作用明显下降，特别是在提高血浆清蛋白、减少"肠内喂养不耐受"方面。（10）成本较低，病人家属每天只需提供数个鸡蛋、少量纯奶、面粉、小米和适当的果汁、菜汁，既经济实惠又能解决问题。

应激相关胃黏膜损伤

由应激所直接引起的疾病称为应激性疾病（stress disease），如应激性溃疡（stress ulcer,SU）。以应激作为条件或诱因，在应激状态下加重或加速发展的疾病称为应激相关疾病。临床上已习惯将应激相关胃黏膜损伤等同于应激性溃疡。

SU 是指在严重创伤、脑血管意外、大面积烧伤、休克、败血症、心肺复苏等应激状态下所出现的胃、十二指肠黏膜的急性损伤。发病率可达80%以上，近年来由于在重症病人中使用 H_2 受体拮抗剂和质子泵抑制剂来预防 SU 的发生，发病率有所下降。SU 主要表现为胃及十二指肠黏膜的糜烂、溃疡、出血。多数病变较浅，少数溃疡较深甚至穿孔。当溃疡侵犯大血管时，可导致消化道大出血。SU 可在应激原作用数小时内出现，严重者可在半小时内出现大出血。当应激原逐步解除后，溃疡可在数日内愈合，而且不留瘢痕。重症病人如并发 SU 大出血，死亡率会明显增加。

很多人认为早期肠内营养可以防止 SU，然而对于胃肠功能处于严重障碍的重症病人，过早的肠内营养不仅不能防止 SU 的发生，可能还会起相反的作用。

胃腔内酸性环境的形成

胃腔内是一个酸性环境，纯净的胃液是无色的酸性液体，pH 值为0.9~1.5。正常人每日分泌胃液1.5~2.5 L。胃液中的无机物包括氯化氢、钠和钾的氯化物等，有机物为黏蛋白、消化酶等。胃液的成分随分泌的速率不同而变化。

胃液中的氯化氢可杀死随食物进入胃的细菌，还能激活胃蛋白酶原成为胃蛋白酶，并为胃蛋白酶提供必需的酸性环境，胃蛋白酶的主要功能是水解食物中的蛋白质。氯化氢进入小肠后还可引起促胰液素分泌，从而对胰、胆和小肠的分泌起促进作用。氯化氢所造成的酸性环境有助于小肠对铁和钙的吸收。

胃分泌的主要消化液是黏液、盐酸、胃蛋白酶（原）、内因子；胃分泌的主要胃肠激素是促胃液素、生长抑素。

胃黏膜中有三种外分泌腺：（1）贲门腺，属黏液腺。（2）泌酸腺，其腺体主要有壁细胞（主要分泌盐酸，还分泌内因子）、主细胞（分泌胃蛋白酶原）、颈黏液细胞（分泌黏液）。（3）幽门腺：腺体有黏液细胞（分泌黏液、HCO_3^-、胃蛋白酶原）、G 细胞（分泌促胃液素）。可见，胃的各部均有分泌黏液的细胞，而盐酸只能由泌酸腺的壁细胞分泌，胃蛋白酶原则由泌酸腺的主细胞和幽门腺的黏液细胞分泌。

胃液中的盐酸也称胃酸。基础胃酸分泌是指胃排空后 6 h，没有任何食物刺激情况下的胃酸分泌。不同人或同一人在不同时间基础胃酸分泌是不同的，平均为 0 ~ 5 mmol/h，而且表现出昼夜节律性，即早晨 5 ~ 11 时分泌率最低，午后 6 时至次晨 1 时分泌率最高。正常人的基础胃酸分泌量约为最大分泌量的 10%。影响基础胃酸分泌的因素可能与迷走神经的紧张性和少量促胃液素的自发释放有关。进食后，在神经和激素的调节下，胃酸的分泌量大大增加，正常人的最大胃酸分泌量可达 20 ~ 25 mmol/h。

通常 HCl 的分泌量与壁细胞的数目直接相关。盐酸由泌酸腺的壁细胞分泌，H^+ 的分泌是依靠壁细胞顶端膜上的质子泵（proton pump）实现的。胃液中的 H^+ 最高浓度可达 150 mmol/L，比壁细胞胞质内 H^+ 浓度高约 300 万倍，因此，壁细胞分泌 H^+ 是逆着巨大浓度梯度进行的主动运输，需要消耗大量能量。

质子泵是一种转运蛋白，它每水解 1 分子 ATP，可分泌 1 个 H^+，同时换回一个 K^+，所以质子泵是一种 H^+– K^+–ATP 酶。壁细胞分泌的 H^+ 是由细胞内的水解离而产生的。

胃黏膜处于高浓度的酸和胃蛋白酶的环境中而不被消化，是由于"黏液 – 碳酸氢盐屏障"的保护。

黏液在胃黏膜表面形成约 500 μm 厚的凝胶层，其黏稠度为水的 30 ~ 260 倍，使 H^+ 在其中的扩散速度明显减慢。

胃的上皮细胞可以分泌 HCO_3^-，从黏膜表面经黏液层向胃腔扩散，在扩散过程中遭遇 H^+ 而将其中和。

因此，在黏液层中可测得一个 pH 梯度，靠近胃腔面的一侧呈酸性，

pH 值为 2 左右，靠近上皮细胞的一侧呈中性或碱性，pH 值为 7 左右。

由黏液和 HCO_3^- 共同构成"黏液 – 碳酸氢盐屏障"能有效地阻挡 H^+ 的逆向扩散，保护胃黏膜免受 H^+ 的侵蚀。

黏膜表面的 pH 中性环境还能使胃蛋白酶丧失对蛋白质的分解作用。

应激相关胃黏膜损伤发生机制

一、胃液分泌增加

空腹时，胃只分泌少量含黏液和蛋白酶但几乎无酸的胃液，且每小时只有几毫升。强烈的情绪刺激或应激情况可使胃液分泌明显增加，可高达 20 mL/h，且为高酸度、高胃蛋白酶的胃液。

二、黏膜缺血

应激时由于交感 – 肾上腺髓质系统兴奋，血液发生重分布而使胃和十二指肠黏膜小血管强烈收缩，血液灌流量显著减少。黏膜缺血使黏膜上皮能量代谢障碍，碳酸氢盐及黏液产生减少，使黏膜细胞之间的紧密连接及覆盖于黏膜表面的碳酸氢盐 – 黏液层所组成的黏膜屏障受到破坏。与此同时胃腔中的 H^+ 将顺浓度差弥散进入黏膜组织中。在胃黏膜缺血的情况下，这些弥散入黏膜内的 H^+ 不能被 HCO_3^- 中和或随血流运走，从而使黏膜组织的 pH 值明显降低，导致黏膜损伤。

三、糖皮质激素的作用

应激时明显增多的糖皮质激素一方面抑制胃黏液的合成和分泌，另一方面可使胃肠黏膜细胞的蛋白质合成减少，分解增加，从而使黏膜细胞更新减慢，再生能力降低而削弱黏膜屏障功能。

四、其他因素

应激时发生的酸中毒可使胃肠黏膜细胞中的 HCO_3^- 减少，从而降低黏膜对 H^+ 的缓冲能力。同时，十二指肠液中的胆汁酸（来自胆汁）、溶血卵磷脂及胰酶（来自胰液）返流入胃。应激时胃黏膜保护因素被削弱，亦可导致胃黏膜损伤。此外，胃肠黏膜富含黄嘌呤氧化酶，在缺血 – 再灌注时，生成大量氧自由基，可引起黏膜损伤。

从以上应激相关胃黏膜损伤的发生机制可以看出，过早的肠内营养并不能防止 SU，反而会刺激胃液分泌，加重胃肠道负担，进一步引起缺血。甚至还可能引起十二指肠液中的胆汁酸、溶血卵磷脂及胰酶返流入胃，加重胃黏膜损伤。而抑制胃酸分泌，提高胃内 pH 值，积极采取措施保证循环改善缺血，抑制交感兴奋性，能最大限度防治 SU。

应激相关胃黏膜损伤的治疗

抑制胃酸分泌：胃腔内是一个酸性环境，胃液的 pH 值为 0.9 ~ 1.5，新形成的凝血块在 pH 值 < 4.0 的胃液中会迅速被消化，血小板聚集及血浆凝血功能所诱导的止血作用必须在 pH 值 > 6.0 时才能有效发挥。因此抑制胃酸分泌，提高胃内 pH 值具有止血作用。预防 SU，要将胃内 pH 值提高到 4.0 以上，治疗 SU 要将胃内 pH 值提高到 6.0 以上。临床上常用 H_2 受体拮抗剂或质子泵抑制剂，后者提高及维持胃内 pH 值的作用优于前者。急性出血期以静脉途径给药，如法莫替丁 20 mg，每 12 h 给药一次；奥美拉唑 40 mg，每 12 h 给药一次。严重者可静脉推注泮托拉唑 80 mg，继以 8 mg/h 泵入。

其他治疗包括内镜治疗、手术治疗、介入治疗等。

血糖也危险

【导言】一般认为糖尿病属于慢性病，常会出现慢性并发症。其实，糖尿病急性并发症尤其是酮症酸中毒和低血糖的发生率也很高。酮症酸中毒会造成脱水休克、电解质紊乱、酸中毒，导致血流动力学的严重危机。低血糖对神经系统损伤很大，需尽快纠正。

造成极高血糖和极低血糖的原因

按一般的思维，高血糖是因为"吃的过多"或"吃糖过多"引起的，低血糖则是"饿"出来的。然而现实情况却并非完全如此，有些患者极高的血糖是"饿"出来的，也有一些患者的低血糖是"吃"出来的。

饥饿有可能导致低血糖，也有可能导致高血糖。通常情况下，饥饿时摄入葡萄糖减少，可能会出现低血糖。但是，饥饿时，肝脏会产生葡萄糖，尽量维持血糖平衡，如果这种情况失控，肝脏产生的葡萄糖过多，也有可能出现高血糖。酮症酸中毒就是"饥饿"的极端形式，此时胰岛素不足，升糖激素不适当地升高，尽管血糖已经很高了，但血糖不能正常代谢，机体仍然感到"饥饿"。此时肝脏不但产生大量的葡萄糖，而且在胰高血糖素的作用下，脂肪动员加速，肝脏还将自由脂肪酸转化成酮体。酮体则是脑和肌肉组织的另一个备用能量来源。同时，脂肪分解释放的甘油还可作为肝脏糖异生的底物。肌肉蛋白质分解释放的丙氨酸也可作为肝脏糖异生的底物。这样便产生了大量的葡萄糖，导致出现极高的血糖，甚至会超出血糖仪检测的范围。

有时候吃水果过多也会导致低血糖。一般情况下，人们认为水果含糖量高，吃多了会致血糖升高。但是，有的水果含果糖成分高，在转化酶的作用下，果糖才能在肝脏转化为葡萄糖。果糖也可以刺激胰岛分泌胰岛素，当大量进食含果糖成分高的水果时，比如荔枝等，会导致胰岛素分泌增加，果糖如果还没来得及转化为葡萄糖，可能会出现低血糖。

所以，高血糖不一定是吃出来的，也可能是饿出来的；低血糖不一定是饿出来的，也可能是吃出来的。因血糖极高而入住 ICU 主要是糖尿病患者发生了酮症酸中毒（DKA），而低血糖则主要是糖尿病患者胰岛素或降糖药使用不当造成的。

糖尿病酮症酸中毒（DKA）临床三个特点

糖尿病酮症酸中毒在临床上有三个显著的特点：高血糖、酮症代酸、体液和电解质丢失。所以，糖尿病酮症酸中毒的治疗也主要针对这三个方面：降血糖、清除酮体（代酸）、补充水和电解质。

酮症为何会酸中毒

酮体包括丙酮、乙酰乙酸、β–羟丁酸，其中乙酰乙酸、β–羟丁酸为强酸。酸性物质在血液中积蓄过多时，可使血液变酸而引起酸中毒。

糖尿病酮症酸中毒的程度

轻度：糖尿病酮症。

中度：糖尿病酮症酸中毒。

重度：糖尿病酮症酸中毒昏迷。

糖尿病酮症酸中毒尿酮的特点

一般情况下，尿糖、尿酮呈阳性或强阳性。

当肾功能严重损害时，尿糖、尿酮阳性程度与血糖、血酮值不相称。

目前测定血清和尿酮体最常用的是硝普盐半定量试验，此方法不能

测出 β－羟丁酸，且丙酮的灵敏度比乙酰乙酸小 5 ～ 10 倍。重度 DKA 时机体缺氧，较多的乙酰乙酸被还原为 β－羟丁酸，此时尿酮测定反呈阴性或弱阳性；DKA 病情减轻后，β－羟丁酸转为乙酰乙酸，尿酮呈现阳性或强阳性。这种现象也应予认识，以免错误分析病情。

糖尿病酮症酸中毒高血糖纠正机制

主要四个方面：（1）大量补液后稀释。（2）胰岛素的作用使肝脏产生葡萄糖减少。（3）利用增加。（4）尿液丢失。

糖尿病酮症酸中毒使用胰岛素的目的

第一个目的：降血糖。
第二个目的：清酮体。

糖尿病酮症酸中毒胰岛素用法

剂量 0.1 U/（kg·h），该剂量所产生的血清游离胰岛素浓度是正常基础浓度的 7 ～ 10 倍，对于大多数病人来说是足够的。

开始时，可单次静脉注射 0.1 U/kg 剂量。然后用微量泵给药，50 mL 生理盐水里加入 50 U 胰岛素，这样每 1 mL 里就含有 1 U 胰岛素，泵速等于体重除以 10，例如，体重 70 kg，泵速就为 7 mL/h；体重 65 kg，泵速则为 6.5 mL/h。

每小时在床旁监测血糖水平（使用快速血糖仪）。每两小时抽血送化验室测定血糖和血清电解质，目的之一是验证快速血糖仪的准确性。

理想的胰岛素输注速度应使血糖以 75 mg/dL（4 mmol/L）的速度降低。

治疗 1 h 血糖浓度无明显下降，胰岛素输注速度可加倍；继续治疗 1 h 仍然无效，可再次加倍。

糖尿病酮症酸中毒经两次胰岛素加倍治疗后，血糖仍然不下降，怎么办

糖尿病酮症酸中毒经两次胰岛素加倍治疗后，血糖仍然不下降，说明病人对胰岛素有抗药性，可用甲强龙 80 mg，胰岛素可能会立即起效，继续用几日抗药性可消失。

也可换用单组分人胰岛素短效制剂，同时加用甲强龙。

糖尿病酮症酸中毒治疗时为何高血糖纠正后还要继续输注胰岛素

酮症的纠正速度远慢于高血糖，一般血清葡萄糖水平可在 6 ~ 8 h 左右降至 250 ~ 300 mg/dL（13.9 ~ 16.7 mmol/L，葡萄糖 1 mmol/L= 18 mg/dL），而酮体的清除需要 12 h 甚至更多时间。因此，当治疗的主要目的之一纠正高血糖完成后，继续输注胰岛素仍非常重要。只有当酮体完全清除后才能停止静脉胰岛素治疗。

糖尿病酮症酸中毒治疗时为何还要输注葡萄糖

血糖浓度降至 250 ~ 300 mg/dL（13.9 ~ 16.7 mmol/L）时，应开始输注 5% 葡萄糖，必要时可输注 10% 葡萄糖。同时胰岛素的输注不能停止，还要继续输注，而且还要保持同样速度，直至酮体被完全清除。

输注葡萄糖的目的是为了维持血糖水平。

此时继续输注胰岛素的目的是清除酮体。

给葡萄糖，同时又给胰岛素，以达到相对"正常"的糖代谢水平，可以阻止新的酮体产生。

如何判定酮体被完全清除

酮体清除的监测可根据阴离子间隙、碳酸氢盐和血清酮体的测定结果，必要时应结合动脉血 pH 值进行综合判断。

糖尿病酮症酸中毒治疗时何时需要补碱

血 pH 值低于 7.0 时，需要补碱；当 pH 值上升至 7.0 时，停止补碱；pH 值高于 7.0 时，不需要补碱。

糖尿病酮症酸中毒的"三"

糖尿病酮症酸中毒患者诊治中数值"三"比较多，为便于记忆总结如下：（1）血糖一般在 30 mmol/L 左右。（2）对胰岛素进行三次加量，即先输注 0.1 U/（kg·h），若 1 h 后血糖无明显下降，则输注速度加倍，若再 1 h 血糖还无明显下降，输注速度可再加倍。（3）血糖每小时下降 3 mmol/L 为宜。（4）血糖下降到 13 mmol/L 时输注葡萄糖。（5）24 h 胰岛素治疗有降糖、消酮、间断给药这三个阶段，一般在 24 h 之内进入第三阶段，三个阶段大约各占三分之一的时间。

低血糖患者需要输注多少葡萄糖

发生低血糖的患者绝大多数是糖尿病患者，原因基本都是胰岛素或降糖药使用过量。教科书上对于低血糖治疗的描述较少，只说 50% 葡萄糖液 60 ～ 100 mL 静脉注射，继以 5% ～ 10% 葡萄糖液静脉点滴。对于入住 ICU 的重症低血糖患者，这个治疗可能是不够的。

首先我们先计算一下一名健康成年人每日需要多少能量。静息能量代谢 25 kcal/kg 体重，按 70 kg 算，70 kg×25 kcal/kg=1 750 kcal，这些热量的 70% 由葡萄糖提供，溶液中水合状态的葡萄糖每克供热为 3.4 kcal，那么一名 70 kg 体重的患者 24 h 需要葡萄糖为 1 750 kcal÷

3.4 kcal/g =515 g，按每支 20 mL 的 50%GS（即我们平常所说的高糖），需要 50 支才能维持静息能量代谢。

发生低血糖而入住 ICU 的患者大多都有糖尿病，有的医生不敢给糖尿病患者输注"过多的"高浓度葡萄糖，给予 50%GS 60 ～ 100 mL 静脉注射后，患者血糖上升至"正常值"就觉得差不多了，就停止了输注葡萄糖，导致患者入住 ICU 后再次发生低血糖。要知道发生低血糖的糖尿病人一般都是因为降糖药过量或胰岛素过量，尽管经输注高糖血糖暂时"正常"了，但是过量的降糖药或胰岛素尚未完全代谢，若停止输注葡萄糖，可能再次发生低血糖。这种情况时葡萄糖的需要量可能会超过健康人。

当然也不能一概而论，究竟需要输注多少高糖，个体间差别很大，与降糖药或胰岛素的过量程度关系也很大，需要持续进行严密监测。入住 ICU 的低血糖患者一般病情重，多数处于昏迷状态，可能还有抽搐，可能需要呼吸机辅助呼吸或镇静镇痛治疗，因此，监测尤为重要。除严密监测血糖外，还需严密监测意识、呼吸和瞳孔等。要警惕患者入住 ICU 后再次发生低血糖。

当患者意识转清并可以进食后，可通过饮食补充葡萄糖。

呼吸机的精细掌控

【导言】呼吸机的可操作性和智能化程度越来越高，使用起来也越来越方便，几乎能达到"傻瓜机"的程度。但是 ICU 的医师还是需要搞清呼吸机各种模式的工作原理，会熟练调整各种参数。对于一些复杂的 ARDS 患者，只有认真细致调整参数，才能达到理想的呼吸支持效果。

负压通气与正压通气

负压通气

最早的呼吸机是将患者的胸廓或整个身体安置在密闭容器中（头部除外），呼吸道的开口与大气相通，交替改变容器内压力，产生吸气和呼气，人们形象地称这类呼吸机为铁肺。因为动力要求大、体积笨、通气效果差等缺点，现已淘汰。

正压通气

现在临床所用的呼吸机，均是在呼吸道开口（口腔或鼻腔气管插管及气管切开插管）以气体直接施加正压力产生吸气，释放压力产生呼气。这类呼吸机所产生的吸气其实并不是真正的"吸气"，而是像吹气球一样往肺内"吹气"。

通气模式的来龙去脉

间歇正压通气 IPPV

简易呼吸器（呼吸气囊）用的是最基础的机械通气，它的通气模式是间歇正压通气（IPPV）。我们就从 IPPV 说起。

间歇正压通气（intermittent positive pressure ventilation,IPPV）是最基本的通气模式，其他模式均是在间歇正压通气的基础上改进或增加功能。IPPV 的规律是：吹气—停止—吹气—停止……简易呼吸器最能说明 IPPV 的通气原理，简易呼吸器是人工的间歇正压通气，而呼吸机是机械的间歇正压通气。

IPPV 模式还称为持续控制通气（continuous mandatory

ventilation ,CMV ），或称为常规机械通气（conventional mechanical ventilation,CMV ）。

如果患者有自主呼吸，加上同步功能即为 A/C（assistant / control）模式，又称（S）CMV 模式，括号里的 S 代表 synchronized，是"同步"的意思。

IPPV 根据吸气向呼气切换的机制又可分为 VCV（容量控制）和 PCV（压力控制）。而呼气向吸气切换的机制是时间切换，当然，如果病人有自主呼吸，且使用 A/C 模式，可以由病人自主触发而吸气。

现在的呼吸机已很少出现 IPPV 模式，一般有两种模式：容量控制时间（或自主）切换的 A/C 模式，即 VCV 模式；压力控制时间（或自主）切换的 A/C 模式，即 PCV 模式。两种模式的实质都是 IPPV。

间歇正压通气 IPPV（VCV 或 PCV）主要用于两种情况：（1）患者无自主呼吸，完全靠呼吸机维持。（2）患者有自主呼吸，但很微弱，主要靠呼吸机维持。

如果患者有自主呼吸，并不很微弱，较少程度依赖呼吸机支持，这就需要将 IPPV 进行一些弱化，有两种弱化方式：（1）减少 IPPV 的次数，这就是下面要说的间歇指令通气 IMV 或同步间歇指令通气 SIMV。（2）减少每一次 IPPV 的支持程度，这就是下面要说的 PSV。也可以将两种弱化方式联合起来，即"SIMV+PSV"。

同步间歇指令通气 SIMV

间歇指令通气（intermittent mandatory ventilation,IMV）是间断的 IPPV，假如病人每分钟呼吸 15 次，设定的 IPPV 为 3 次，那么，大约病人呼吸 5 次，呼吸机会给一次 IPPV。

同步间歇指令通气（synchronized intermittent mandatory ventilation,SIMV）是同步的 IMV，呼吸机给的 IPPV 会和自主呼吸同步。

假如设定为 SIMV 模式，设定的呼吸频率（RR）为 15，病人的实际 RR 为 15，那么这时的 SIMV 模式和 CMV 模式没有区别，只有设定的 RR 小于病人的实际 RR，才能体现出 SIMV 的特点。病人的实际 RR 与设定的 RR 之差是病人自主呼吸的次数。所以 SIMV 模式只适用于有自主呼吸的病人，严格来说是能自主呼吸的病人。

SIMV 可以是容控，又称定容 SIMV，简写（V）SIMV；也可以是压控，又称定压 SIMV，简写（P）SIMV。也可简写作 VC–SIMV 和 PC–SIMV。

SIMV 也可以加 PEEP，但这个 PEEP 不是只存在于 IPPV，它存在于整个呼吸过程中，包括病人自主呼吸的呼吸末。

压力支持通气 PSV

压力支持通气（pressure support ventilation,PSV）可以是一种呼吸机模式，也可以是一种呼吸机功能。但更多的是把它当成一种呼吸机功能。

PSV 只适用于有自主呼吸的病人，因此，要认识 PSV，必须先认识什么是自主呼吸。一般情况下，当我们用 A/C 模式时，如果患者能自主触发，我们就认为患者有自主呼吸，其实这种理解并不是很恰当，这种情况并不是真正的自主呼吸，只是自主触发。当触发以后仍然需要呼吸机送气，何时由吸气切换为呼气也是由呼吸机根据容量或压力来决定的，所以这还不能叫自主呼吸，仍然是呼吸机辅助呼吸，仍然是正压通气。真正的自主呼吸是指患者自主触发，靠患者自己吸气呼气，自主呼吸是负压通气。

这里需要强调一下，就是使用呼吸机并不都是正压通气，也有负压通气。使用呼吸机有三种通气情况。

1.控制通气：患者不能触发，正压通气。

2.辅助通气：患者触发，正压通气。

3.自主通气：患者触发，负压通气。

在许多型号的呼吸机中，把 PSV 作为一种呼吸机功能，应用于 SIMV、SPONT、DouPAP、APRV 模式中的自主呼吸。SIMV 有部分自主呼吸，部分控制呼吸；SPONT、DouPAP、APRV 为自主呼吸。

对于控制通气无所谓压力支持了，因为本来就是靠压力支持来完成通气的，无须再给一个压力支持。对于自主呼吸患者，给一个压力支持就相当于患者自己在前面拉车，呼吸机在后面给一个推力来支持。

不管压力支持通气是一种呼吸机模式，还是一种呼吸机功能，这个压力支持应该是处于支持的位置，不能占主导位置。占主导位置的仍然是患者的自主呼吸，当吸气流量降到峰流量的一定百分比（一般设为 25%）以下或者患者有呼气努力时，这个压力支持就停止，从而切换到呼气。如果需要一个很高的 PS，说明患者的呼吸功能还很差，这时可能需要 A/C 模式。

当 PSV 降低至小于或等于 5 ~ 8 cmH$_2$O，倘若患者能够维持较理想的呼吸状态，通常意味着患者可以撤离呼吸机了，因为 5 ~ 8 cmH$_2$O 的 PSV 水平，可能只够克服呼吸机管路或人工气道建立所需要的额外呼吸功，相当于 TRC（tube resistance compensation）。

SPONT+PSV 就是压力支持通气模式。那么 SPONT+PSV 时，患者是正压通气还是负压通气？是正压通气。

以上几种通气方式都是在吸气相做文章，能不能在呼气相做一些文章？可以！当你将两张湿的纸叠在一起，然后将两张纸分开，要费很大劲；如果你将两张湿纸不完全叠在一起，中间留一些空隙，再分开时就省力很多。打开半掩的门要比打开关闭的门省力很多。这就是加 PEEP 的道理，另外一个重要理由，就是加 PEEP 可以增加氧气的弥散时间。这就是 IPPV+PEEP，即 CPAP。

持续正压气道通气 CPAP

持续正压气道通气（continuous positive airway pressure, CPAP）就是在呼气相也给一个正压。

IPPV 是只在吸气相做工作，包括呼气阀门关闭，吸气通道正压通气；在呼气相呼气阀门打开时，不做其他工作。CPAP 是在呼气相给呼气道一个正压，这个正压的实质是在呼气的活瓣系统对呼出气给一个阻力（PEEP）。

PEEP 是一个阻力，它并不是只在呼气末才给出的阻力，而是在整个呼气过程中都存在的一个阻力，也可以说是在整个呼吸过程中都存在的一个阻力，只是在吸气过程中由于呼气阀门关闭，它静静地躺在那里，而在呼气过程中它又淹没在呼气气流中，只在呼气末它才凸显出来。

故 CPAP=IPPV+PEEP，也有的地方干脆省掉 IPPV，认为 CPAP= PEEP。

CPAP 是让患者在 PEEP 的基础上 IPPV，这个 PEEP 是不是高一些更好？确实更高的 PEEP 更有利于氧合，但是更高的 PEEP 一是容易让 CO_2 潴留，二是更易让肺受伤。这就好比长时间让一个气球充气，把气放掉以后，气球也恢复不到原先的弹力一样。如果间断地给这个充满气的气球放气，气球弹力的恢复就会好一些。如果让一个高的 PEEP 间断的也释放一下压力，是不是对肺的损伤会小一些？是的！这种通气模式就是下面要介绍的压力释放通气 APRV。

压力释放通气 APRV

压力释放通气（airway pressure release ventilation, APRV）就是让患者不要持续地保持一个高的 PEEP，让其间断地释放一下 PEEP 所造成的压力，如果将 PEEP 释放到 0，就又会出现上面所说的两张湿的纸叠在一起的情况，可不可以将 PEEP 不释放到 0，而是释放到一个很低的水平，即可以避免两张湿的纸叠在一起，又尽可能地让高的 PEEP 释放一下，APRV 正是这么做的。APRV 有如下特点：（1）有两个 PEEP，即 P_{HIGH} 和 P_{LOW}，P_{HIGH} 表示高 PEEP 的压力高低，P_{LOW} 表示低 PEEP 的压力高低。（2）当然相对应的就有两个 PEEP 所持续的时间，即 T_{HIGH} 和 T_{LOW}，T_{HIGH} 表示高 PEEP 的时间长短，T_{LOW} 表示低 PEEP 的时间长短。（3）$T_{HIGH} > T_{LOW}$。（4）APRV 可能对实施肺开放／复张有益，临床应用还不十分普遍。（5）P_{HIGH}/P_{LOW} 逐渐调至 30 ~ 35/8 ~ 20 cmH_2O 可能能达到实施肺开放／复张的目的。（6）一旦氧合障碍得到纠正，APRV 的各项参数应逐渐降低，通常最先降低的是 FiO_2，一般降低至 40% 水平，然后逐渐降低 P_{HIGH}，当降低至 10 cmH_2O 时，仍能保持良好的氧合，即可撤除 APRV。

可不可以让高的 PEEP 更长时间地释放压力，也就是说不一定把 T_{LOW} 定得很短，让其更长一些，甚至等于或者大于 T_{HIGH}？可以！这种通气模式就是双水平正压通气 BiPAP。

双水平正压通气 BiPAP

双水平正压通气（Bi-level positive airway pressure，BiPAP）和压力释放通气 APRV 原理一样，只是 APRV 强调 $T_{HIGH} > T_{LOW}$，BiPAP 则无所谓。

使用 BiPAP 模式能调出 APRV 模式，但使用 APRV 模式只能调出 BiPAP 模式的部分情况。

有创 BiPAP 和无创 BiPAP 是不一样的，无创 BiPAP 是 BiPAP 的一种特殊类型，即吸气时给予 P_{HIGH}，呼气时给予 P_{LOW}，T_{HIGH} 等于吸气时间，T_{LOW} 等于呼气时间。其实质是吸气时使用 PC（或 PSV），呼气时使用 PEEP，也就是 PC（或 PSV）+PEEP。

以上介绍的都是非智能化的呼吸模式，也就是呼吸机只进行简单的反馈调节，不进行智能化的分析和调节。其中 A/C（VCV，PCV）、SIMV（V–SIMV，P–SIMV）、SPONT（PSV，CPAP）模式称为基本通气模式，临床上也最常用。APRV、BiPAP 模式并不常用。

下面介绍一些智能化的通气模式。

VCV 是以 V_T 为目标，只要 V_T 达标即可。如果 RR 慢时，尽管 V_T 达标，但是 MV（分钟通气量）还是不够的，通气不足；而当 RR 快时，MV（分钟通气量）就高了，又会过度通气。能否以 MV 恒定为目标来设计通气模式呢？下面的指令分钟通气 MMV 和容量支持通气 VSV 就是这种通气模式，MMV 通过调节 RR 达到恒定的 MV，VSV 通过调节 V_T 达到恒定的 MV。

指令分钟通气 MMV

指令分钟通气（mandatory minute ventilation，MMV）实际上是智能化的 SIMV+PSV，具有如下特点：（1）把 MV（分钟通气量）作为目标，微电脑智能化调节。（2）通过 SIMV+PSV 的方式来调节 MV 的，具体就是智能化调节 SIMV 的 RR（指令通气次数）来达到目标 MV。（3）对于自主呼吸给予 PSV。（4）只适用于自主呼吸患者。（5）不适用于呼吸频率过快患者，因为呼吸频率过快患者 MV 虽然达标，但 V_T（潮气量）可能很小，患者的实际有效肺泡通气量可能不够。

上述的 MMV 是智能化调节 RR 来达到目标 MV，而 VSV 的目标也是 MV，只不过不是通过改变 RR，而是通过改变 V_T 来实现目标，RR 和 $I:E$ 均由患者自己控制调节。

容量支持通气 VSV

容量目标有两个，一个是 V_T（潮气量），一个是 MV（分钟通气量）。VSV 通过流量传感器检测患者的实际 V_T 和 MV，智能分析系统通过提高或降低吸气压力和调节流速的方式，使 V_T 和 MV 达到预设值。倘若患者

自主呼吸的 V_T 和 MV 能达到预设值，呼吸机可以不参与调整，只进行检测，允许患者进行真正的自主呼吸。与 MMV 相比，对于自主呼吸相对较好的患者，VSV 不增加患者的 RR，RR 和 $I:E$ 均由患者自己调节，舒适性要好。

VSV 主要作用在吸气相，先以 5 cmH$_2$O 的吸气压力给第 1 次吸气，作为试验性通气，测得 $P-V$ 间关系，计算出下一次通气所需的压力。通常只需要 3 次呼吸，呼吸机就能调试好达到预设 V_T 和 MV 水平所需的吸气压力。最高的吸气压力一般在所设置的压力限制 5 cmH$_2$O 以下，可在一定程度上预防气压伤。

由于某种原因比如吸痰，呼吸机与患者脱离，当再次连接呼吸机时，呼吸机会自动重复上述测试。当患者的病情和肺功能发生改变时，呼吸机会根据监测的 $P-V$ 间关系，计算并调整吸气压力。当呼吸间隔超过预设的呼吸暂停时间（apnea limit）时，呼吸机将自动转换为 PRVC 模式。

容量控制与压力控制各有利弊，容控与压控的压力上升曲线是不同的，前者能较好地保证 V_T，但是容易发生肺损伤；后者对肺损伤相对较小，且易于打开不张的肺泡，但却不能保证 V_T。随着呼吸机生产工艺的发展与改进，多功能型呼吸机已经逐渐替代了以往单纯的 PC 或 VC 型呼吸机。压力 / 容量双控模式的发明，正是为了克服上述的弊端。下面介绍的 PRVC 和 VAPS 模式正是压力 / 容量双控模式。

压力调节容量控制 PRVC

PRVC 是 Servo300 具有的模式，其工作原理与 VSV 基本相同。但是 PRVC 不仅可以辅助呼吸，也可以用于控制性呼吸，患者的呼吸可以不由患者自主呼吸触发，而是按设定的参数工作，RR、$I:E$、压力、容量（V_T、MV）均可预先设定。

PRVC 也是先以 5 cmH$_2$O 的吸气压力给第 1 次吸气，作为试验性通气，测得胸或肺的顺应性，并测算出下一次通气所需的压力。第 2 次通气的实际吸气压力为上述测算值的 75%，再测得胸或肺的顺应性，并测算出下一次通气所需的压力。第 3 次通气仍为测算值的 75%，以后依次类推。通常也是在 3 次呼吸后，能达到预设 V_T 和 MV。倘若实际 V_T 高于预设 V_T，下一次通气会将吸气压力下降 3 cmH$_2$O。如果实际 V_T 高于预设 V_T 的 50%，呼吸即将停止吸气转为呼气。最高的吸气压力一般也在所设置的压力限制 5 cmH$_2$O 以下。相邻两次通气间压力差小于 3 cmH$_2$O。

容量保证压力支持 VAPS

VAPS 的智能化较低，可以讲仍然还是简单的反馈调节模式。它是以 V_T 为目标，以 PSV 为实现方式。呼吸机以 PSV 的方式将预设的 V_T 输送给患者后即转为呼气，避免了 PSV 模式中 V_T 不能保证的缺点。当无自主呼吸，或 PSV 功能无法实现时，即转换为 VCV 模式。

PRVC 是先以 5 cmH$_2$O 的吸气压力给第 1 次吸气，作为试验性通气，而 VAPS 是第 1 次通气即给一个 V_T，所以通常只需要 1 个呼吸周期就能达到预定容量目标。

下面再介绍两种智能化程度较高的通气模式：PAV 和 ASV 模式。

成比例辅助通气 PAV

PSV 对患者每次呼吸的支持值固定不变，比如支持值是 8 cmH$_2$O，每次呼吸都是 8 cmH$_2$O，而这个值有可能偏大，造成通气过度，或者吸气尚未完成患者就想呼气，导致人机对抗；这个值也可能偏小，支持力度不够，通气不佳，患者呼吸肌过度做功，导致呼吸肌疲劳。为克服此缺点，产生了成比例辅助通气 PAV 模式。

PAV 模式通过检测流速和容积了解病人的需求，通过检测顺应性和阻力了解需要做的呼吸功，将这些数据和操作者设置的支持百分比结合，给予压力支持。PAV 无须设置呼吸频率、潮气量、流速、目标压力，只需设置呼吸机给予支持的百分比即可，呼吸机每次都按此比例给予压力支持。而这个百分比需要医生根据监测数据、患者临床表现、血气分析等综合分析设定。

PAV 的优点是增加了同步性，增加了舒适性。当然若支持比例设定偏高，也会导致通气过度或人机对抗；若支持比例设定偏低，也会导致通气不佳、呼吸肌疲劳等。医生需适时调整支持百分比。

适应性支持通气 ASV

这是瑞士哈美顿（Hamilton）装配在伽利略呼吸机上的特有模式，它也是把 MV（分钟通气量）作为目标，但是更加智能化，只需设置三个参数，即体重（kg）、每分钟通气百分数（% MV）、FiO_2，微电脑持续检测患者的 C_{DY} 和呼气时间常数，进行智能分析，达到理想通气的目标。

MMV 的目标是 MV（分钟通气量），相同的 MV（分钟通气量）可以有不同的呼吸方式，比如高的 V_T（潮气量）和低的 RR，以及低的 V_T（潮气量）和高的 RR，这两种方式可以得出相同的 MV（分钟通气量）。而 ASV 不仅考虑到 MV（分钟通气量），还考虑到呼吸功。通过智能分析，确定最佳的呼吸方式，以最小的呼吸功达到目标 MV（分钟通气量）。

最佳呼吸方式主要是确定最佳的呼吸频率。呼吸加快时，每次呼吸克服弹性阻力（顺应性）做功会减少，但是克服黏性阻力（气道阻力）做功会增加；反之，呼吸减慢时，每次呼吸克服弹性阻力（顺应性）做功会增加，但是克服黏性阻力（气道阻力）做功会减少。ASV 通过 Otis 公式来确定最佳的呼吸频率，也就是做功最少的呼吸频率。

ASV 的工作方式是多种模式的结合，在 PCV、P–SIMV、PSV 之间自动调节，都是定压模式。

许多智能呼吸机都有一种独特的招牌智能呼吸模式，比如 ASV 是哈美顿的特色，PAV 是 PB840 的特色，PRVC 是 Servo300 的特色。

下面介绍两种并不常用的特殊通气方式：反比通气（IRV）和高频通气（HFV）。前者不需要特殊呼吸机，常规呼吸机增加吸气时间，减少呼气时间即可。后者需要特殊呼吸机。

反比通气 IRV

一般情况，$I:E$ 多在 1∶1.5 ~ 1∶2，吸气时间短，呼气时间长，这与吸气是主动而呼气为被动有关。反比通气（inverse ratio ventilation, IRV）的吸气时间延长，$I:E$ 可在 1.1∶1 ~ 1.7∶1。延长吸气时间，有利于气体弥散，因此有利于改善氧合、纠正缺氧、减少二氧化碳排出。IRV 依切换方式分为压力控制（PCIRV）和容量控制（VCIRV）。

高频通气 HFV

高频通气的 RR 常大于 60 次 / 分，甚至可达 200 次 / 分，V_T 很小。其机制无法用传统呼吸生理学理论解释。目前的解释理论有三种：团块运动、强化弥散、肺的摇摆。

相关的名词、参数及调控

理想体重

理想体重也称作标准体重。以往根据实际体重设置潮气量，对于肥胖者或体重超标者可能造成过度通气或者肺损伤，因为身高相同的两个人，肥胖者并不比体重正常者需要更高的潮气量。目前多主张利用理想体重来设置潮气量。

理想体重的计算公式有多种，常用而且计算简单的是 Broca 改良公式：男性理想体重（kg）＝身高（cm）–105；女性理想体重（kg）＝身高（cm）–105–2.5。可见，利用理想体重设置潮气量的实质是根据身高来设置潮气量。

按理想体重设置潮气量也有其局限性，一名身高170 cm的20岁小伙子和一名身高170 cm的70岁老大爷按上面公式计算的理想体重是相等的，但这两人可能需要不一样的潮气量。所以临床上还要根据具体病人的实际情况适当调整。

吸氧浓度

高浓度吸氧：一般指$FiO_2 > 60\%$。通常经面罩、鼻塞、鼻导管等装置吸氧时，FiO_2很难超过60%，而在呼吸机治疗过程中，FiO_2可以大于60%。

安全氧浓度：指$FiO_2 < 60\%$，一般不会产生氧中毒。

脱机氧浓度：一般指$FiO_2 < 40\%$。这是因为经面罩、鼻塞或鼻导管给氧时，FiO_2完全可以达到40%的水平。

长期高浓度吸氧：高浓度吸氧指$FiO_2 > 60\%$。至于长期具体指多长时间，无明确规定。有研究表明正常人连续吸纯氧6h，就可出现咳嗽、胸痛等症状，$FiO_2 > 60\%$持续$24 \sim 48$ h，可以引起氧中毒的肺部病理改变，这里要注意以上说的是正常人。针对重症病人，所谓的长期应该超过48 h，一般可能在一周左右。临床医护人员往往顾忌提高FiO_2带来的危害，尤其对100% FiO_2顾虑很多。但在很多情况下，提高FiO_2是唯一能纠正缺氧的方法，提高FiO_2至100%也是无奈之举。虽然高浓度吸氧有弊端，但是严重缺氧足以造成患者在短期内死亡或者造成器官功能的严重损害。因此，提高FiO_2纠正缺氧，甚至将FiO_2设置为100%，持续数小时或数天，有时候是十分必要的。当缺氧得到纠正后，应及时下调FiO_2至小于60%的水平。

设置 FiO_2 的原则：能使 PaO_2 维持在 7.99 kPa（60 mmHg）的前提下的最低 FiO_2 水平。之所以把 PaO_2 维持在 7.99 kPa（60 mmHg）定为一个标准，是因为 7.99 kPa（60 mmHg）是氧离曲线的一个拐点，当 $PaO_2 > 7.99$ kPa（60 mmHg）时，再提高 PaO_2 也不能明显提高 SaO_2；当 $PaO_2 < 7.99$ kPa（60 mmHg）时，PaO_2 轻度提高就可使 SaO_2 明显改善。

潮气量

以往给的潮气量较大，8 ~ 12 mL/kg，甚至可达 15 mL/kg，可能造成过度通气或者肺损伤。现多主张小潮气量，一般为 5 ~ 8 mL/kg，是 LPVS（保护性肺通气策略）的措施之一。

PEEP

以往认为 PEEP 应控制在不大于 15 cmH_2O，后来大量研究证实高 PEEP 的危害不像人们想象的那么大，主张 PEEP 可以高一些，达到 20 ~ 25 cmH_2O，甚至可达 40 cmH_2O，并认为高 PEEP 是 LPVS（保护性肺通气策略）的措施之一。近几年的研究又认为高 PEEP 对肺没有保护作用，不主张很高的 PEEP。

多高的 PEEP 合适，一般情况下在 $FiO_2 \leq 60\%$ 时，使 $PaO_2 \geq 7.99$ kPa（60 mmHg）、$SaO_2 \geq 95\%$，且患者能耐受的最低 PEEP 为最佳 PEEP。此确定方法为氧合法，最为常用。

还可以用低位拐点法确定 PEEP，即 P–V 曲线吸气支低位拐点上 2 ~ 3 cmH_2O，作为设定 PEEP 的值。另外还有第三拐点法，即 P–V 曲线呼气支的低位拐点。

一个有趣的现象，就是逐渐增加 PEEP，当 PEEP 达到一个点时，V_T 会明显加大。比如，PEEP 从 3 cmH_2O 增加到 4 cmH_2O，再增加到 5 cmH_2O，再增加到 6 cmH_2O，潮气量都在 300 mL 左右，没有明显变化。

但是当 PEEP 从 6 cmH$_2$O 增加到 7 cmH$_2$O 或 8 cmH$_2$O 时，潮气量明显地增加了，可能达到 400 mL 或 500 mL，这是为什么？是因为当 PEEP 达到一定水平时，肺泡就不塌陷了，V_T 会明显的增加。这也是确定 PEEP 水平的一个很重要的方法，叫作"根据潮气量设定 PEEP 法"。

吸气时间与呼气时间

在固定 RR 的前提下，决定 T_i 和 T_e 的是吸呼比。通常是固定 RR 后，调整吸气流量（F），得到合适的 V_T，以达到满意的吸呼比。因此，T_i 和 T_e 与 F 一样，总是一种变量。很多种情况下，T_i 和 T_e 无法直接设定，而是通过设定 RR、吸呼比来设置或控制。

对于通气功能来说，T_i 主要影响氧气，T_e 主要影响二氧化碳。当以缺氧为主时，应该在 T_i 上下功夫，如延长 T_i、减慢或延缓 F 等，有助于氧气吸入改善缺氧；当以二氧化碳潴留为主时，应在 T_e 上下功夫，如延长 T_e、降低吸呼比、增加 V_T 或 MV 等，有利于二氧化碳排出。

另外 T_e 不足还是形成 PEEPi（内源性 PEEP）的主要机制，T_i 延长和加用吸气屏气均能导致 T_e 不足而产生 PEEPi，选择呼吸机模式与功能时应考虑。

三个最常用压力参数的比较

压力控制、压力支持与 PEEP：

压力控制（PC）只是一个切换值，是一个界线值，与实际给予的压力无关。比如，压力控制设为 30 cmH$_2$O，那么当气道压力达到 30 cmH$_2$O 时，就由吸气切换到呼气。

压力支持（PS）是在吸气过程中给予一个压力，在吸气过程中存在，在患者有呼气努力或流量降到高峰流量的 25% 以下时，停止给予，出现呼吸切换。

PEEP 是通过出气阀设置的。

在 PCV 模式中，峰值压 PiP=PC+PEEP+TRC，TRC 是 tube resistance compensation 的缩写，TRC 为 5 ～ 8 cmH$_2$O，如果 compensative 设为 50%，那么 TRC 为 3 ～ 4 cmH$_2$O。

在 PSIMV 模式下，有两种呼吸方式，对于指令通气，PiP=PC+PEEP+TRC，与 PCV 模式中一样，在自主的呼吸中 PiP=PS+PEEP+TRC。

在 VSIMV 模式下，也有两种呼吸方式，对于指令通气，PiP=PEEP+TRC+ 达到设定的潮气量所需的压力，在自主的呼吸中 PiP=PS+PEEP+TRC。

为什么在 VCV、PCV 模式下没有 PS 功能，而在 VSIMV、PSIMV、SPONT、DouPAP 和 APRV 模式下才有 PS 功能呢？因为 VCV、PCV 都要靠机械的压力来通气，即便有自主呼吸，也只是自主切换，切换后还要靠机械的压力来通气，这本身就是一种 PS，因而无须再附加一个 PS。而 VSIMV、PSIMV、SPONT、DouPAP 和 APRV 模式下均有自主呼吸，不但自主切换，而且要自己用力来通气，这时候才需要一个 PS。

从不同角度理解和认识常用的机械通气参数

氧饱和度、氧分压、分钟通气量、潮气量、PEEP、压力支持、呼吸频率、氧浓度这八个参数很重要，而且相互关联。这八个参数的正常值或常用范围：（1）氧饱和度正常 95% ～ 100%，90% ～ 95% 属于偏低，长时间低于 90% 需要上机。（2）氧分压正常 10.66 ～ 13.33 kPa（80 ～ 100 mmHg），低于 7.99 kPa（60 mmHg）考虑上机。（3）分钟通气量，即潮气量与呼吸频率的乘积，5 L 左右。（4）成人潮气量一般 500 mL 左右。（5）以往认为 PEEP 应控制在不大于 15 cmH$_2$O，后来主张 PEEP 可以高一些，达到 20 ~ 25 cmH$_2$O，甚至可达 40 cmH$_2$O，并认为高 PEEP 是 LPVS（保护性肺通气策略）的措施之一，近几年又认为高 PEEP 对肺没有保护作用，不主张很高的 PEEP。（6）压力支持（PS）一般 10 cmH$_2$O 左右，可以高到 20 cmH$_2$O 或更高，当 PS 小于或等于 5 ~ 8 cmH$_2$O 时，就可以考虑撤离呼吸机了，因为 5 ~ 8cmH$_2$O 只够用于克服呼吸机管路和人工气道的额外呼吸功。（7）成人呼吸频率一般为 10 ~ 20 次 / 分。（8）氧浓度最高为 100％，最低为 21％。

潮气量乘以呼吸频率等于分钟通气量。

从上机角度看：虽然指征很多，但是氧饱和度与氧分压最重要，氧饱和度持续低于 90％、氧分压持续低于 7.99 kPa（60 mmHg），是上机指征。

从脱机角度看：氧浓度低于 40％、PEEP 低于 6 cmH$_2$O 时，氧饱和度持续在 95％以上、氧分压持续高于 10.66 kPa（80 mmHg），是脱机指征。

从调节角度看：氧饱和度、氧分压是监测参数，后六个参数为调节参数。一般通过改变调节参数，让监测参数达标。

从目标和措施角度看：氧饱和度持续在 95％以上、氧分压持续高于 10.66 kPa（80 mmHg），这是目标。如何达到这个目标？调节氧浓度、潮气量，一般可达到上述目标；如若不能，可增加 PEEP，多数情况可达到上述目标；如果还不能，可增加呼吸频率，以达到增加分钟通气量，从而达到上述目标。

从肺功能的角度看：在合适的范围内潮气量能够被自由调节（也就是说能被调得大一些也能被调得小一些），还可以达到理想的氧饱和度和氧分压，说明肺功能较好；在合适的范围内潮气量能够被自由调节，但不能达到理想的氧饱和度和氧分压，需较高的氧浓度和较高的 PEEP 才能达到，说明肺功能较差，可能处于 ARDS 的"湿肺"；难以调节出合适的潮气量，给予很高的参数，只能达到较低的潮气量，甚至潮气量很难超过 100 mL，当然此时也不能达到理想的氧饱和度和氧分压，这说明肺功能更差，可能处于 ARDS 的"小肺"，此时可以通过增加呼吸频率，以增加分钟通气量，有可能达到增加氧饱和度和氧分压的目的。

基础气流

又称基线流量或背景流量，是指在呼气期间，对气道提供一个稳定的气流，这个气流从吸气管直接流入呼气管。基础气流有如下好处：（1）存在气体泄漏时，可补充气体，避免误触发。（2）避免呼出的 CO_2 由于浓度高从而上溯扩散（弥散）到吸气管道，引起少量的重复吸收。（3）可使新鲜气体扩散到插管，降低插管内 CO_2 含量。（4）减少潮气量设定的实验。

上机指征

人们一般将上机指征归纳为几条或十几条，难以记忆。关键的是两条：第一是氧饱和度，第二是氧分压。氧饱和度较长时间低于90％要考虑上机，较长时间低于85％要尽快上机；氧分压低于7.99 kPa（60 mmHg）是上机指征。

脱机指征

脱机指征关键的也是两条：第一是氧饱和度，第二是氧分压。氧饱和度大于95％，氧分压大于10.66 kPa（80 mmHg），可考虑脱机。

脱机分两步：第一步降低参数，第二步撤离呼吸机。

降低参数，主要包括氧浓度和PEEP，有时还包括压力支持。降低参数有两种方法：一种方法是首先降低氧浓度，要逐渐降低，每1～2 h降5％，当降到50％左右时，氧饱和度仍能达到90％以上，氧分压仍能达到10.66 kPa（80 mmHg）以上，可考虑降低PEEP，每1～2 h后降1～2 cmH_2O；另一种方法是氧浓度和PEEP交替降低，先降5％的氧浓度，1～2 h 后降 1～2 cmH$_2$O 的 PEEP，再 1～2 h 后降 5% 的氧浓度，再 1～2 h 后降 1～2 cmH$_2$O 的 PEEP，交替进行，当氧浓度降到 50% 左右，PEEP 降到 5～6 cmH$_2$O 时，氧饱和度仍能达到 90% 以上，氧分压仍能达到 10.66 kPa（80 mmHg）以上，可考虑脱机。

撤离呼吸机时，如果连接方式是气管插管，可先断开呼吸机（脱机），适当带管观察 段时间再拔管。如果比较有把握，也可以直接脱机拔管。脱机后带管时间不宜太长，因为脱机后带管就如同让人在嘴里含一根管子呼吸，气道延长且阻力大增，时间太长，可能导致脱机失败需要重新上机。拔管前痰吸干净，可适当用一点激素。

气道高压报警

气道高压报警在临床上最常见。气道高压报警时首先要确定是气道压力（黏性阻力）增加，还是弹性阻力（顺应性）增加。仅峰压高，平台压正常，属于气道压力高；峰压高，平台压也高，是弹性阻力增加。

气道压力（黏性阻力）高时，先区分是人工气道还是患者气道。人工气道压力高有如下原因：人工气道发生狭窄、扭曲、痰痂、积水、过深、咬管、成角。患者气道压力高有如下原因：患者气道痉挛、水肿、分泌物作用、痰痂。

弹性阻力增高（顺应性降低）时，要区分是肺的原因还是胸廓的原因。肺的原因：肺部发生水肿、不张实变、纤维化、动态肺充气。胸廓的原因：发生气胸、胸腔积液、胸廓畸形、肥胖、腹腔高压。

有时候气道高压报警时，可能并没有之前的压力曲线图，没有对比，不能看出是仅仅峰压高，还是平台压也高。这时可以先看生命体征变化大不大、是否平稳。如果平稳，按上面分析找原因进行处理；如果生命体征变化大、不平稳，先断开呼吸机，用简易呼吸器呼吸，再看生命体征变化大不大、是否平稳。如果平稳，是呼吸机和管路的问题；如果不平稳，按上面分析找原因进行处理。

报警参数之压力上下限

这里的压力上限与压力下限指的是呼吸道压力峰值的上下报警值，比如压力上限设为 50 cmH$_2$O，压力下限设为 10 cmH$_2$O，那么，当某次呼吸周期的压力峰值超过 50 cmH$_2$O 时，高压报警指示灯就会显示报警；而当某次呼吸周期的压力峰值低于 10 cmH$_2$O 时，低压报警指示灯就会显示报警。

高压报警与低压报警都是针对峰压的报警，峰压太低（如漏气）会低压报警，峰压太高（如气道阻力太大）会高压报警。

压力上限较好理解，压力下限容易混淆。在一个呼吸周期中有峰值压、平均压、基线压、最低压。这个压力上限与压力下限的设定仅仅是针对峰值压的报警设置，它和最低压毫无关系。一般容易把低压报警与最低压联系在一块，其实它们没有关系。假如病人的峰压维持在 30 cmH$_2$O 左右，高压报警和低压报警分别设为 50 cmH$_2$O 和 10 cmH$_2$O，而此时如果病人有自主呼吸，气道最低压肯定是负值（触发呼吸的那一刻）。而压力下限一定是正值，因为压力下限针对的是峰值压。有的呼吸机没有低压报警，但一般会有漏气自动报警，两者意义基本一样。

压力上限与高压报警的区别：压力上限是一个值，高压报警是一种情况，是指峰值压超过了设定的压力上限。压力下限与低压报警的区别：压力下限是一个值，低压报警是一种情况，是指峰值压低于设定的压力下限。

波形、曲线与环

所有的波形、曲线与环都是围绕着三个量来说的，分别是：压力、流量、容量。要深入理解波形、曲线与环，请看有关专著，这里只将几个关键点列出来。

对于压力来说有：3 种波形（方波、指数上升波、递增波），1 种 Scalar 曲线（P–T 曲线），两种环（P–V loop，P–F loop）。

对于流量来说有：5 种波形（方波、递减波、递增波、正弦波、指数递减波），1 种 Scalar 曲线（F–T 曲线），两种环（F–V loop，P–F loop）。

对于容量来说有：2 种波形（递增波、正弦波），1 种 Scalar 曲线（V–T 曲线），两种环（P–V loop，F–V loop）。

P-V 曲线环（P-V loop）与拐点

P-V 曲线环有吸气支和呼气支，自主呼吸时呈纺锤形，控制呼吸时呈杧果形，辅助呼吸时呈飞鱼形。

第一拐点（吸气支，低位拐点）：刚刚打开肺泡。第二拐点（吸气支，高位拐点）：肺泡打开接近最大（肺泡刚开全）。第三拐点（呼气支，低位拐点）：肺泡又要陷闭。

P–V loop 的"肚子"越大，复张潜力越大。

P–V loop 出现鹰嘴：过度通气。

P–V loop 不能闭合：漏气。

呼吸中枢驱动力（$P_{0.1}$）

呼吸中枢驱动力是反映呼吸中枢的驱动力，在功能残气量位关闭气道并测定吸气启动后 0.1 秒时气道内压力值的变化。此时仅有压力变化，无流量和容积变化，故此时的压力变化值不受呼吸系统顺应性、气道阻力、肺牵张反射等的影响，直接反映呼吸中枢的驱动力，也称为气道闭合压力。$P_{0.1}$ 为负值，正常值为 2 ~ 4 cmH_2O。有口腔 $P_{0.1}$、气道内 $P_{0.1}$、食道 $P_{0.1}$。口腔 $P_{0.1}$ 可通过肺功能仪、呼吸启动仪直接测定，气道内 $P_{0.1}$ 可通过呼吸机测定（有的呼吸机有此功能），食道 $P_{0.1}$ 可通过食道压力曲线测定。

$P_{0.1}$ 可用于指导上机、脱机、调节 PS 水平。$P_{0.1}$ 过高提示患者呼吸中枢增强，有过高的呼吸需求，原发病未解决，不能脱机；$P_{0.1}$ 过低提示呼吸中枢驱动低，自主呼吸弱，也不能脱机。

$P_{0.1}$ 针对有自主呼吸的患者，无自主呼吸的患者谈不上 $P_{0.1}$，或 $P_{0.1}$ 等于 0。

时间常数

时间常数是在解决呼气问题时设立的一个参数。用"τ"来表示。τ 的读音是"tao"，$\tau = R \cdot C$。τ 的单位是"秒"。5 个 τ，呼出一口气，但是第一个 τ 呼出 63% 的气体，呈指数函数关系。

如果你认为呼气过程是吸气过程的逆过程，那就错了！下面来说明这个问题。

$R \cdot C$ 中的 R 代表气道阻力（相当于电阻），气道越细阻力越大 R 值越高，吸气和呼气都不易。C 代表顺应性（相当于电容），顺应性越大 C 值越高，吸气越容易，但呼气却越不容易。

气道越细阻力越大 R 值越高，吸气和呼气都不易，这点好理解。但是，顺应性越大 C 值越高，吸气越容易，呼气却不容易，这一点并不好理解。拿吹气球来说明，在气球的口上接一根管子来吹气球。厚的气球难吹起来，顺应性低，C 值小，但是放气时却要快一些；薄的气球容易吹起来，顺应性高，C 值大，但是放气时却要慢一些。

可见，在呼气过程中，R 高 C 高都导致呼气不易，R 低 C 低都使呼气容易，因此 $R \cdot C$（即 τ）能反映呼气时的状态。

$R \cdot C$ 却不能反映吸气时的状态，因为在吸气过程中，R 和 C 不一致。R 低 C 低时，前者使吸气容易，后者却使吸气困难；R 高 C 高时，前者使吸气困难，后者却使吸气容易。

τ 高，呼气不易，那就早点开始呼气；τ 低，呼气容易（但别忘了，呼气容易，吸气一定难，弥散也一定难），就让其晚一点开始呼气，同时还能使吸气时间长一点，有利于弥散。

如何能让呼气早一点或晚一点开始，需要设定呼气灵敏度（ESENS），这是针对 PS 模式。对于 PCV 模式，到了你设定的压力时，就开始呼气了，是不需要设定 ESENS 的。对于 VCV 模式也是不需要设定 ESENS 的，到了你设定的潮气量时，就开始呼气了。当然如果你设定了吸气暂停时间（T_{plat}），就会暂停一会再呼气，这个 T_{plat} 是不算在吸气时间里的，但是属于吸气相。T_{plat} 只在 VCV 模式时设定。对于 PS 模式，如果设置一个PS，那么这个 PS 设置多长时间呢，何时停止呢？时间太长，患者想呼气呼不成，不舒适；时间太短，患者没吸够气就让呼气，产生"吸气饥饿"。ESENS 多少合适呢？τ 高的时候，呼气不易，早点开始呼气，ESENS设的高一点；τ 低的时候，呼气容易，就晚一点开始呼气，ESENS 设的低一点。如果你没有设 ESENS，呼吸机会默认为 25%，这是因为多数情况下，25% 是较合适的 ESENS。纽邦 E360 具有自动呼吸切换功能，可将 ESENS 设为自动模式，呼吸机测定每次呼吸的时间常数，根据时间常数自动设定 ESENS。

除了在 PS 模式时设定 ESENS，在 VCV 模式时设定 P_{plat}，以及在其他模式时设定吸、呼气时间，都可用到时间常数。

ESENS 有时写作 E_{SENS}，E 是呼气的英文简写，SENS 是"灵敏"的意思。也有用 ETS 表示呼气灵敏度的，E 仍然是呼气的意思，T 是trigger 的意思，S 是 sens 的意思。

运动方程

总方程有两种形式：

形式 1：PiP = P_1 + P_2 + P_3

形式 2：Paw = Flow×Resistance + Volume／Compliance +

PEEPtotal（PiP 即 Paw，aw 是 airway 的简写）

分部：

P_1 = Flow × Resistance

P_2 = Volume ／ Compliance ，即 V ／ C

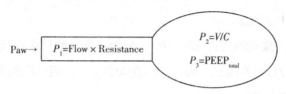

Paw→ | P_1=Flow × Resistance | P_2=V/C P_3=PEEP$_{total}$

图 1　运动方程

关系：

$P_2 + P_3 = P_{plat}$（平台压）

P_1 = 小尖部分（平台压之上）= PiP － P_{plat} = Flow × Resistance

$P_2 = P_{plat} -$ PEEP$_{total}$

$P_3 =$ PEEP$_{total}$

气道阻力的计算：

$R =$（PiP － P_{plat}）／ Flow（小尖部分除以流量）

顺应性的计算：

方法一：由推算得来

∵ $P_{plat} = V$ ／ C+PEEP

∴ $C = V$ ／（P_{plat}－PEEP）

方法二：由概念得来

顺应性的概念：单位压力引起的容积变化。容积变化即潮气量，压力等于总压力减去气道压力和 PEEP，因为气道压力是用来克服气道内压力的，不引起容积变化，PEEP 也不引起容积变化。所以，$C = V$ ／（PiP － P_1 － PEEP）= V/（P_{plat} － PEEP）

通过上面的计算方法可以看出，要计算出 R 和 C，需要测定 P_{plat}

和 PEEP，有的呼吸机有此功能，PB840 即有此功能。分别用呼气末阻断法测量总 PEEP，用吸气末阻断法测量 P_{plat}。其原理是：呼气末阻断时，因无气流，$P_1=0$，此时也不需要克服顺应性，故 $P_2=0$，所以，Paw=PEEP；吸气末阻断时，因无气流，$P_1=0$，Paw=$P_2+P_3=P_{plat}$。

阻断法测定的是 PEEP 和 P_{plat}，故第一要消除自主呼吸的影响（镇静），第二要用 VCV 的模式（因 VCV 流速恒定），另外阻断时间要足够长。所测得的值为平均值。

压力上升时间

VCV 时只设置 V_T 是不够的，究竟多长时间能达到这个 V_T，还需要设定 T_i，或者设定流量 F，由于 $V_T=T \cdot T_i$，所以 V_T 设定后，T_i 和 F 只需设定一个，另一个即可确定。

同样对于 PCV 时，设定一个 P 也是不够的，多长时间达到这个 P，还需要设定压力上升时间（FAP）。

对于 PSV 时也一样，设定一个 PS 也是不够的，多长时间达到这个 PS，也需要设定压力上升时间（FAP）。

FAP 的意义是在整个吸气时间内达到预设的目标压力的快慢，其实质是调节吸气峰流量的大小，使达标时间增长或减短。医生可通过分析压力 – 时间曲线及观察患者舒适性和同步性（当然这是指有自主呼吸的患者），来设置较好的 FAP。从压力 – 时间曲线来看，拔尖不好（太快），弯腰也不好（太慢），曲折（有一个拐点）较好。

压力上升时间（FAP）只见于压力目标型通气模式，即 PC 和 PSV。

而吸气峰流速的设置只见于容量目标型通气模式、VC、VC-SIMV。一般设置为 40 ～ 60 L/min。

流速波形设置只见于容量目标型通气模式、VC、VC–SIMV。流速波形有方波、递增波、递减波、正弦波。递减波的优势在于延长吸气时间，故能促进气体分布，减少无效腔，同时气道峰压低，能降低呼吸功耗，改善人机协调性。

跨肺压

跨肺压是肺泡压与胸腔内压的差。跨肺压是引起肺容积伤和肺气压伤（或合称为肺气压容积伤）的主要因素。

机械通气患者的跨肺压升高往往由于肺泡压升高引起，自主呼吸患者的跨肺压升高往往由于胸腔内压极度降低引起。

机械通气时，肺泡压约等于平台压，由运动方程知：P_{plat}=PEEP+V_T／C，故 PEEP 与 V_T 是跨肺压的决定因素，也就是 PEEP 与 V_T 是引起肺气压容积伤的主要原因。

自主呼吸患者的跨肺压升高往往由于胸腔内压极度降低引起，如哮喘发作时"三凹征"明显，说明胸腔负压相当大。

肺气压伤主要表现为：肺间质气肿、纵隔气肿、皮下气肿、气胸等。

严重哮喘患者需要呼吸机治疗，上机后发现有气压伤表现，可能是机械通气引起，也可能是在机械通气之前很大的胸腔负压引起。这时需要认真鉴别，不能看到上呼吸机的患者出现纵隔气肿、皮下气肿、气胸等，就认为是机械通气引起的气压伤。这时须认真看上机后的 PEEP 高不高，V_T 高不高，上机前是不是有严重的、较长时间的呼吸困难和三凹征等。条件许可时，在上机前做个胸片或 CT 检查。

保护性肺通气策略

保护性肺通气策略（lung protective ventilatory strategy,LPVS）包括一系列措施：应用 PEEP 是 LPVS 的第一个里程碑；低潮气量、高

PEEP、允许性高碳酸血症（permissive hypercapnia，PHC）是 LPVS 的第二个里程碑；肺复张策略（recruitment maneuvers，RMs）是 LPVS 的第三个里程碑。

肺复张

肺复张策略（recruitment maneuvers，RMs）是 LPVS 的第三个里程碑的内容之一。依据 Laplace 定律，相同压力下，半径小的肺泡不容易复张，所以，必要时只能提高吸气峰压（PiP）使萎陷的肺泡复张，再以适当的 PEEP 使其维持开放，这是 RMs 的基本思路。RMs 还能减少肺泡反复开闭导致的剪切伤，还可减少 Qs/Qt（肺血分流率，指每分钟从右心室排出的血未经肺内氧合直接进入左心的量占心排量的比率），纠正缺氧。RMs 目前已被普遍认可和接受，只是 PiP 应在多高水平，持续多长时间，如何设置 PEEP，选择何种通气模式，这些问题还在争论。

常用肺复张方法：

控制性肺膨胀，此法最常用。此法要求设置 PCV 模式，P 多在 35 ~ 60 cmH₂O，持续 15 s ~ 2 min，高的 PEEP ≥ 15 cmH₂O。可于 30 min 后重复一次，总共做多少次，未有定论。

高 PEEP 法，此法也常用，一般 PEEP 不大于 25 cmH₂O，也有认为可再大一点，甚至可达 50 cmH₂O，持续 10 ~ 15 min。

高 PiP 法，多高的 PiP 无定论，有认为小于 30 cmH₂O 安全，有认为可以大于 40 cmH₂O，持续多长时间无定论。一般认为高 PiP 的风险大于高 PEEP，所以能用 PEEP 打开肺泡，就不要用 PiP。

还有利用 APRV 和 BiPAP 等，并不常用。

注意事项：（1）RM 之前要充分镇静。（2）RM 后 PEEP 的设置可根据氧合滴定法、PV 曲线法、跨肺压法等。（3）ARDS 的 RM 可能需要多次，具体多少次无定论，多长时间一次也无定论。

俯卧位通气

时间一般要达到每天十六七个小时，两三个小时达不到效果。

气管插管

会厌挑起不满意，或声门暴露不理想时，不要盲目插管，以免损伤声带或喉部黏膜，引起喉痉挛。

插管深度：（22±2）cm，要注意"（22±2）cm"不是"20～24 cm"。任何情况下都要评估一下是该加还是该减，还是不加不减，该加时加多少，1还是2，该减时减多少，1还是2，不要认为在20～24 cm范围内就没错。对于个子低脖子短的患者，容易插管过深，插到支气管里边了，形成单肺呼吸，可能导致缺氧加重。

气道湿化

使用呼吸机的患者，气道湿化很重要。(1)湿化方式：湿化罐、湿化液。(2)湿化液的给入方法：间断滴入（人工）、连续滴入（输液泵）、微量泵入。（3）湿化液的量：一般没有明确规定，由操作者酌情掌握。以呼吸道分泌物是否黏稠，能否顺利排出作为标准。痰液稀薄说明湿化较好，痰液黏稠说明湿化不够。可参考以下标准：10 mL/h，24 h共计240 mL。根据患者体温、潮气量、呼吸频率、空气温湿度等适当调整。（4）湿化液种类：最普遍的是生理盐水，效果好。可加氨溴索。为控制肺部感染，也可加适量抗生素。5%碳酸氢钠可作为预防和控制肺部真菌感染的一项措施，未发现不良反应。

镇静与镇痛

【导言】镇静与镇痛是重症病人的重要治疗措施之一，本文叙述镇静与镇痛药物的作用机制，以及镇静与镇痛的理念、思维和体会。

神经递质、神经调质和神经激素

人体复杂而精细的生理功能，需要依赖神经和内分泌（体液）两个系统的控制和调节。神经系统内含有两大类细胞，即神经细胞和神经胶质细胞。神经细胞又称神经元，是构成神经系统结构和功能的基本单位。

神经细胞的主要功能是接受刺激和传递信息，神经细胞的信息传递很复杂，除了经典的神经递质起关键作用之外，后来又发现了神经调质和神经激素，它们也发挥着重要的作用。神经递质是指神经末梢释放的作用于突触后膜受体的化学物质，其特点是传递信息快、作用强、选择性高。神经调质主要由神经元释放，但并不直接引起突触后生物学效应，而是通过调制神经递质在突触前的释放以及突触后细胞对递质的反应而起作用的，神经调质的作用发生慢，但作用持久，范围广。除神经元之外，还有许多非神经组织也能释放神经调质，前面介绍炎症时所述的一些炎症介质比如一氧化氮、花生四烯酸代谢产物等物质同时也是重要的神经调质。神经激素是神经末梢释放的化学物质，主要是神经肽类，释放后进入血液循环，到达远隔靶器官发挥作用。关于神经递质、神经调质和神经激素尚有很多不确定的内容，其中许多物质身兼数职，有些神经递质可能同时又是神经调质，有些物质如神经肽类，多数是神经调质或神经激素，也有一些神经肽是神经递质。

中枢神经系统重要的神经递质有以下几类：（1）胆碱类，有乙酰胆碱。

（2）单胺类，有儿茶酚胺（去甲肾上腺素、肾上腺素、多巴胺）、组胺和5-羟色胺，因为他们都含有单胺基团，故称为单胺类递质。（3）氨基酸类，有 γ－氨基丁酸（γ-aminobutyric,GABA）、谷氨酸、甘氨酸、天冬氨酸等，尚未确定的氨基酸有牛磺酸、丝氨酸和哺氨酸。（4）神经肽类，这一类神经活性多肽存在于神经组织，也存在于其他组织，有P物质（SP）、阿片肽、下丘脑释放激素、神经垂体激素、脑肠肽等。

本文所述的镇静镇痛药的药理机制均与神经递质、神经调质、神经激素以及它们的受体密切相关。如非甾体抗炎药和神经调质前列腺素有关，阿片类镇痛药与阿片肽和阿片受体有关，苯二氮卓类和巴比妥类镇静药与 γ－氨基丁酸（γ-aminobutyric,GABA）及其受体有关，右美托咪啶与 α_2 受体有关。

疼痛的产生与周围镇痛药

疼痛通常是由导致组织损伤的伤害性刺激引起，这些伤害性刺激包括刀割、撞击、牵拉、机械性刺激、电流、高温、酸碱等物理化学因素，这些因素可引起痛觉感受器的反应从而产生疼痛。炎症反应也能引起疼痛，炎症或组织损伤时释放到细胞外液的钾离子、5-羟色胺、组胺、乙酰胆碱、缓激肽等生物活性物质亦可引起疼痛或痛觉过敏。缓激肽是目前已知的致痛化学物质中作用最强的一类。受损部位前列腺素的存在会极大地加强这些化学物质的致痛作用。前列腺素在这里既发挥着炎症介质的作用，又发挥着神经调质的作用。

前列腺素是花生四烯酸（AA）的代谢产物。AA 是二十碳不饱和脂肪酸，广泛存在于体内多种器官如前列腺、脑、肾、肺和肠等的细胞膜磷脂内，在炎症刺激因子和炎症介质的作用下，激活磷脂酶 A_2，使 AA 释放，AA 通过环氧化酶（COX）或脂氧化酶途径，分别产生前列腺素（PG）和白细胞三烯（LT）。前列腺素（PG）是 AA 通过环氧化酶途径生成的代谢产物，包括 PGE_2、PGD_2、PGF_2、PGI_2 和 TXA_2 等，参与炎症反应，引起发热和疼痛。非甾体抗炎药（NSAIDs）的作用机制是抑制环氧化酶，从而减少前列腺素的生成。

非甾体抗炎药按化学结构分主要有九类（括号内为代表药物）：甲酸类（阿司匹林）、乙酸类（双氯芬酸）、丙酸类（布洛芬、萘普生）、芬那酸类（氯芬那酸）、吡唑酮类（安乃近、氨基比林）、苯胺类（乙酰氨基酚、非那西丁）、萘酰碱酮类（萘丁美酮、尼美舒利）、昔康类（美洛昔康、氯诺西康）、昔布类（塞来昔布、帕瑞昔布）。

环氧化酶有两种同工酶，分别是 COX-1 和 COX-2，前者存在于胃肠壁、肾脏和血小板，属于正常组织成分，后者存在于炎症组织。COX-1 具有保持组织正常生理功能的作用，包括维持胃血流及胃黏膜正常分泌，保护黏膜不受损害，保持肾血流，维持水电解质平衡，由 COX-1 催化产生的血栓素 A_2（TAX_2）能使血小板聚集，出血时可促进止血。一旦 COX-1 被药物抑制，这些正常生理功能就会受损，出现胃、肾、血小板功能障碍，发生胃部不适、恶心、呕吐、溃疡、出血、穿孔、水电解质紊乱、水肿、凝血功能障碍等不良反应。

理想的非甾体抗炎药应该是选择性地抑制 COX-2，而对 COX-1 没有抑制或者抑制较弱。按照对 COX 的选择性，非甾体抗炎药分为两类，一类是非选择性 COX 抑制剂，这类药对 COX-1 和 COX-2 的抑制无差别，上述的 1 ~ 6 类的绝大多数属此范畴。另一类是选择性地抑制 COX-2，对 COX-2 的抑制强度是对 COX-1 的 2 ~ 100 倍，上述的 7 ~ 9 类的绝大多数属此范畴。20 世纪 90 年代上市的选择性 COX-2 抑制剂代表药物昔布类的罗非昔布和塞来昔布，后来的临床研究发现其可增加心脑血管事件高于对照组，为此罗非昔布自动撤市，塞来昔布则在说明书中增加了心脑血管病的风险提示。

非甾体抗炎药除了镇痛作用之外，还有解热、抗炎、抗血小板作用，其机制均是通过抑制 COX，减少前列腺素的生成。

非甾体抗炎药之所以有这个名字，主要是区别于甾体抗炎药，甾体抗炎药指的是类固醇激素。甾体抗炎药属于甾体药物，甾体药物除甾体抗炎药之外还有许多，如强心苷等。甾体药物属于甾体化合物，甾体化合物是广泛存在于自然界的一类天然化学成分，所有生物的细胞膜均含有，植物甾醇、胆固醇、胆汁酸、糖皮质激素、盐皮质激素、雌激素、雄激素、强心苷、维生素 D 等都是甾体化合物，因这类化合物的母核结构式为四个环和三个支链，很像汉字"甾"，故名甾体。

非甾体抗炎药又称为"非阿片类镇痛药"，以区别阿片类镇痛药。

疼痛的感知与中枢镇痛药

疼痛可分为躯体痛、内脏痛和神经痛三种类型。躯体痛是身体表面和深层组织的痛觉感受器受到各类伤害性刺激所致，又分为急性痛（锐痛）和慢性痛（钝痛）。内脏痛是内脏器官、体腔壁浆膜及盆腔器官组织的痛觉感受器受到炎症、压力、摩擦或牵拉等刺激所致。神经痛是神经系统损伤或受到肿瘤压迫或浸润所致。

一般认为谷氨酸和神经肽类是伤害性感觉传入神经末梢释放的主要递质。谷氨酸作用的发生和消除均很快，称为快递质；神经肽类（主要是 P 物质）的作用缓慢而持久，称为慢递质。谷氨酸和神经肽类协同调节突触后神经元放电，将痛觉冲动传入脑内。

脑内存在一种叫作内源性阿片肽的活性物质，包括脑啡肽、内啡肽、强啡肽、新啡肽等。它们与脑内的阿片受体结合，能干扰和抑制痛觉冲动的传入。阿片肽起着神经递质或神经调质，抑或神经激素的作用。阿片受体广泛分布于中枢神经系统，尤其是纹状体、杏仁核、丘脑、下丘脑、中脑导水管周围灰质、低位脑干、脊髓胶质区等许多核区。

阿片（opium）即鸦片，含有 20 余种生物碱，包括吗啡、可待因、罂粟碱等。阿片类药物是源自阿片的天然药物及其半合成衍生物的总称。阿片类镇痛药的作用机制可能是通过与不同脑区的阿片受体结合，模拟内源性阿片肽而发挥作用。

目前已知的阿片受体有多种亚型，主要的有 μ（包括 μ_1、μ_2）、δ（包括 δ_1、δ_2）和 K（包括 K_1、K_2、K_3）三种。其中 μ 受体分布广泛，K 受体主要存在于脊髓和大脑皮质。阿片类镇痛药的镇痛作用以及呼吸抑制、欣快和成瘾等副作用主要与 μ 受体有关。根据阿片类药物对不同亚型阿片受体的亲和力（选择性）以及内在活性的不同，分为阿片受体激动药和部分激动药。有研究认为选择性激动 K 受体，而不激动 μ 受体的阿片部分激动药在脊髓水平镇痛，能减少其呼吸抑制、胃肠道蠕动抑制的副作用，这一类药包括布托菲诺等。但是布托菲诺的镇痛效力可能不及主要作用于 μ 受体的舒芬太尼和瑞芬太尼等药。

阿片类镇痛药所引起的不愉快、焦虑和致欣快的药理作用与其激活中脑边缘系统和蓝斑的阿片受体而影响多巴胺能神经功能有关。

阿片类镇痛药易产生药物依赖性或成瘾，如果连续反复使用，由于药物与阿片受体结合，通过负反馈作用而使内源性阿片肽释放减少，突然停药后，阿片受体既无药物也无内源性阿片肽与之结合，可能出现一系列戒断症状，甚至出现病态人格，意识丧失等。阿片类镇痛药绝大多数属于管制药品，其使用须严格遵守有关麻醉药品管理办法。

ICU 常用的阿片类镇痛药有：吗啡、哌替啶、芬太尼、舒芬太尼、瑞芬太尼、布托啡诺等。

纳洛酮是阿片受体拮抗剂，可用于治疗阿片类镇痛药过量或中毒。

其他镇痛药

疼痛的产生、感知和调控比较复杂，很多机制尚未完全明确。目前发现疼痛与多种受体和离子通道有关，包括阿片肽受体、胆碱能受体、电压依赖性钠离子通道和电压依赖性钙离子通道等。

最经典和常用的两类镇痛药就是上述的非甾体抗炎镇痛药和阿片类镇痛药。除此之外还有一些其他的镇痛药。

右美托咪定是近年研发上市的一种选择性 α_2 受体激动药，主要作用于蓝斑。蓝斑位于脑桥前背部，是脑内合成去甲肾上腺素的主要部位，去甲肾上腺素对脑的大多数部位具有兴奋性作用。蓝斑产生的去甲肾上腺素有上行和下行投射区域，上行投射区域从蓝斑开始，分布在大脑的多个区域，调节觉醒、情感、认知和其他功能。下行投射区域向下分布到脊髓，疼痛的调节主要与下行投射有关。

右美托咪定选择性激动蓝斑的 α_2 受体，通过负反馈机制减少蓝斑释放去甲肾上腺素，达到镇静和镇痛作用。右美托咪定和去甲肾上腺素都属于 α 受体激动剂，它是如何通过负反馈机制减少去甲肾上腺素的释放呢？这就需要知道一个概念——"突触前受体"。传统的突触信息传递是由突触前膜释放递质，作用于突触后膜上的受体。最初认为突触前膜上没有受体，后来研究发现突触前膜上也有受体，递质作用于突触前膜上的受体，可以对突触前膜释放递质进行调节。右美托咪定正是作用于蓝斑突触前膜的 α_{2A} 受体，负反馈调节引起去甲肾上腺素释放减少。

α 受体包括 α_1 和 α_2 受体，去甲肾上腺素对 α_1 和 α_2 受体没有选择性，右美托咪定对 α_1 和 α_2 受体的选择性是 $1:1\,620$。α_2 受体有 α_{2A}、α_{2B}、α_{2C} 三个亚型，α_{2A} 受体主要分布在蓝斑的突触前膜。右美托咪定选择性作用于蓝斑突触前膜的 α_{2A} 受体，α_{2A} 受体激动会引起去甲肾上腺素释放减少。中枢去甲肾上腺素释放减少，能起到镇静和镇痛的作用。右美托咪啶也作用于 α_{2B}、α_{2C} 受体，对血压和心率也会产生影响。

右美托咪定不与网状上行系统的 GABA 受体结合，不会抑制呼吸，且谵妄发生率低，是 ICU 常用的镇静镇痛药，一般持续使用时间不应超过 24 h。

这一类选择性 α_2 受体激动药还有可乐定，可乐定主要用作降压药，也有镇痛与镇静作用。

镇静与镇静药物

意识的维持是脑干网状结构—丘脑—大脑皮层之间相互密切联络的功能活动的结果，网状结构主要与觉醒状态相关，而大脑皮层与意识内容相关，大脑皮层是完整意识的高级中枢，但大脑皮层须在皮层下觉醒机制的支持下方有正常功能。脑干网状结构由交织成网状的神经纤维和穿插其间的神经细胞组成，网状结构的上行激动系统（ARAS）与上行抑制系统（ARIS）之间的动态平衡及其与大脑皮层的相互联系决定意识水平。ARAS 与 ARIS 在网状结构中多次更换神经元，通过的突触及牵涉的神经递质、神经调质和神经激素有很多。

氨基酸类递质是脑内非常重要的神经递质。脑内的氨基酸递质分为抑制性递质和兴奋性递质，γ－氨基丁酸（γ–aminobutyric, GABA）是脑内最重要的抑制性神经递质，而谷氨酸是中枢神经系统主要的兴奋性递质。

GABA 广泛而非均匀地分布于哺乳动物脑内，脑内约 30% 左右的突触以 GABA 为神经递质。GABA 受体分为三型：$GABA_A$、$GABA_B$、$GABA_C$。脑内受体主要是 $GABA_A$，$GABA_B$ 受体较少，$GABA_C$ 受体目前仅发现于视网膜。

$GABA_A$ 受体是化学门控离子通道受体家族的成员，是镇静催眠药的作用靶点。$GABA_A$ 受体是一个大分子复合体，由几条多肽链围绕组成中空的 Cl^- 通道。在 Cl^- 通道周围有五个结合位点，分别是：GABA、苯二氮卓类、巴比妥类、印防己毒素、乙醇。GABA、苯二氮卓类药物、巴比妥类药物、印防己毒素、乙醇分别可以和这些位点结合。$GABA_A$ 受体是研究热点，随着研究的深入进行，可能还会发现新的结合位点。

GABA 作用于 $GABA_A$ 受体的 GABA 位点，使细胞膜对 Cl^- 通透性增加，Cl^- 大量进入细胞膜内引起膜超极化，使神经元兴奋性降低。苯二氮卓类与 $GABA_A$ 受体上的苯二氮卓受点结合，可以诱导受体发生构象变化，促进 GABA 与 $GABA_A$ 受体结合，增加 Cl^- 通道开放的频率，从而增加 Cl^- 内流，产生中枢抑制效应。巴比妥类药物与 $GABA_A$ 受体上的巴比妥类受点结合，通过增加 GABA 与 $GABA_A$ 受体的亲和力，延长 Cl^- 通道开放的时间，而增加 Cl^- 内流，增强 GABA 的抑制效应。印防己毒素与 $GABA_A$ 受体上的印防己毒素受点结合，会减弱 GABA 与 $GABA_A$ 受体的亲和力，故用于解救巴比妥类药物中毒。乙醇与 $GABA_A$ 受体上的乙醇受点结合，也能增强 GABA 的抑制效应，所以，醉酒者会出现昏迷。很多人总以为醉酒致死的主要原因是呕吐窒息，其实呼吸抑制才是主要原因。

苯二氮卓类镇静药在 ICU 最常用，包括地西泮、咪达唑仑等。巴比妥类常用的有苯巴比妥。

其他镇静药

临床上的镇静药除了上述的苯二氮卓类和巴比妥类，其他类型尚有很多。ICU 常用的镇静药还有丙泊酚。丙泊酚起效迅速，作用时间短，清醒快而完全，可控性强，ICU 插管时常用。丙泊酚的药理机制尚不明确，可能是通过与 GABA 受体结合，增强 GABA 诱导的氯离子内流而起作用，也可能是通过与 N– 甲基 –D– 门冬氨酸（NMDA）亚型产生广泛的抑制，抑或通过多种途径产生镇静作用。

合理镇静与镇痛

一、要认识到镇静与镇痛的治疗意义

对于重症患者，镇静镇痛能减轻应激反应、降低代谢，甚至能让因 SIRS 而导致的功能失控的器官处于"休眠"状态，有利于器官的保护和功能恢复。镇静镇痛还有利于呼吸支持、CRRT 等治疗措施的执行。不能把镇静镇痛仅仅理解为减轻患者的痛苦，让患者舒适一点，休息好一点，当然这方面也是镇静镇痛的重要目的之一。

二、镇静先镇痛

镇静之前要尽量消除产生疼痛的因素，如果无法消除，就要通过镇痛措施消除疼痛。镇痛是镇静治疗的基础，如果镇痛没有做好，镇静也难做好。镇痛做到位后，不仅可以减少镇静药的使用量，还会达到理想的镇静效果。

三、深镇静与浅镇静

有些患者需要深镇静，有些患者需要浅镇静，尚有少数患者需要达到麻醉级别的镇静。一般对于躁动严重、顽固抽搐、高代谢的患者需要深镇静，反之则进行浅镇静，或者按需间断镇静。究竟需要深镇静还是浅镇静，除了使用一些量表进行评估外，经验也很重要，还要结合患者的总病程综合考虑。

四、持续镇静与每日中断镇静

每日中断镇静（daily interruption of the sedation, DIS）是指每天

在固定时间（一般多在早晨交班前）停止使用镇静药 1～2h。其目的有二，一为减少镇静药物的蓄积，二为判断患者的一些功能指标。中断镇静并非要直至患者完全清醒和正确应答，每日中断镇静的提法优于之前的"每日唤醒"。每日中断镇静有导致患者生命体征紊乱、加重心肺负担的风险，究竟患者需要进行持续镇静还是每日中断镇静要进行严格谨慎的评估。一般血流动力学不稳定、器官功能损伤处于加剧期的患者要持续镇静，血流动力学比较稳定、器官功能处于好转恢复期的患者可以每日中断镇静。重症患者的前期往往需要持续镇静，后期则可以每日中断镇静。实施每日中断镇静时，如果出现生命体征紊乱，要果断终止，重新恢复持续镇静。要时刻意识到镇静镇痛治疗的首要目的是器官保护，而"每日中断"并非目的。

五、镇静镇痛时要重视监测

监测包括两个方面，一是要监测呼吸、血压等生命体征，因为镇静镇痛药最主要的副作用就是抑制呼吸与降低血压，特别是对于没有用呼吸机的患者，一定要做好监测；二是要监测镇静镇痛效果，有无镇静镇痛过深，或者不到位，随时调整药物剂量。

六、要重视谵妄的诊断

谵妄是各种躯体或精神应激导致的一种过性急性脑损伤，表现为意识障碍与认知障碍。谵妄尚无特效治疗方法，有报道氟哌啶醇或氟哌利多等抗精神分裂类药物有疗效，未获证实。谵妄虽无特效治疗方法，但早期诊断有助预防。改善循环与器官保护会减少谵妄发生率，减少或停用镇静镇痛药的使用也可能会减少谵妄发生率，也有研究认为右美托咪定能减少谵妄发生率。

心电基本原理

【导言】人体的每个器官都有着奇妙、独到的功能，心脏也一样，只有拳头那么大，却一刻也不停歇地跳动着，维持着所有脏器的循环。心脏之所以能完成这个神奇的工作，是因为所有心肌细胞协调收缩的结果，而联系和激动每个心肌细胞的正是心脏的电系统。重症病人需要监护的项目很多，心电监护无疑是最重要的项目之一。ICU 的医师看到心电的波形时，要明白波形的形成机制，知道波形所表达的意义。本文重点叙述心电波形的机制，以及与重症病人密切相关的室上性心动过速、室性心动过速、心室颤动有关的基础知识。

除 极

极化

极化是一种状态，心肌处于极化状态表明心肌已进入充好电的状态，存在电位差的状态，蓄能的状态。极化状态在心电图上位于 T-P 段。

非极化

与极化相对应的是非极化，非极化也是一种状态。心肌处于非极化状态表明心肌没有开始充电，不存在电位差，没有蓄能。非极化状态在心电图上位于 S-T 段。

除极

除极是一个过程，是心肌细胞由极化状态向非极化状态转变的过程，是电位差消失的过程，是释放能量的过程，是不需要耗能的过程，是心肌收缩的过程，除极后心肌处于非极化状态。心房除极在心电图上表现为 P 波，心室除极在心电图上表现为 QRS 综合波。

复极

与除极相对应的是复极，复极也是一个过程，是心肌细胞由非极化状态向极化状态转变的过程，是一个充电的过程，是一个恢复电位差的过程，是一个蓄能的过程，是一个需要耗能的过程。这个过程从舒缩的角度看心脏是处于静止的，复极后心肌处于极化状态。心房复极波很小，通常消失在 QRS 综合波内，心电图上一般看不到它。心室复极在心电图上表现为 T 波。

向　量

心室的肌肉很像一只碗，碗形肌除极过程产生一个指向碗底的心电向量，如果碗形肌厚度不均匀，则向量偏向厚的一边。

心脏除极是一个过程，在这个过程中任何一刹那心电向量的量和方向都不相同，把各刹那间心电向量箭头的尖端连接起来，便成为代表心房肌除极、心室肌除极、心室肌复极的三个立体心电向量环。每个环体都自除极开始的零点起，又回到除极结束的零点。这便是代表心房壁除极、心室壁除极、心室壁复极的三个相继发生的向量环。心房、心室的除极和复极都有一定的顺序，所以在每次正常的心脏激动时就都依照该顺序产生大小、外形、速度相同的 P 环、QRS 环、T 环。

这三个环是立体的，若将每个环投影到一个平面上便形成一个平面的环，当然不会是一个圆环。若再次将平面上的圆环投影到一条轴线上，便产生了临床上的心电图。当然这种投射不是简单的投影，而是随时间的顺序产生正反、强弱（用高低或波幅表示）不一的线。这就是心电图形成的两次投影理论。

心电图就是平均心电向量在各导联上的投影随时间而产生的图形。如 I 导联心电图就是瞬间各个心肌的平均心电向量随时间的变化在 I 导联上产生的投影的函数曲线。

导　联

12 导与 18 导

标准心电图由 12 个导联组成：6 个肢体导联，分别是 I、II、III、AVR、AVL、AVF 导联；6 个胸导联，分别是 $V_1 \sim V_6$ 导联。非标准的导联可以在身体的任何部位安放。18 导心电图包括 I、II、III、AVR、AVL、AVF、$V_1 \sim V_6$、$V_7 \sim V_9$、$V_{3R} \sim V_{5R}$。

额面 6 个导联

右臂、左臂和左腿构成 Einthoven 三角，这是一个倒立的等腰三角形，因为 Einthoven 确定了这三条轴线，所以将其命名为 Einthoven 三角。I 导联是水平的，正极在左臂，负极在右臂，所以 I 导联指向正左侧（0°）。这里的正极负极（或称为阳极阴极），以及下面的导联的正负极，都是人为设定的，也可以反过来，只是人们已经习惯于这种形式。因为 II 导联正极在左腿，负极在右臂，所以 II 导联指向左下（+60°）。III 导联正极在左腿，负极在左臂，所以 III 导联指向右下（+120°）。这样就知道了，I 导联指向左臂，是反映侧壁情况的导联；II、III 导联指向下方（不是正下方，一个偏向左，一个偏向右），是反映下壁情况的导联。

还是利用右臂、左臂和左腿，只是左臂连接正极时，把右臂和左腿相连作为负极，用这种方法，必须增强心电图机的电压才能取得像Ⅰ、Ⅱ、Ⅲ导联同样大小的波幅，所以命名这个导联为A（增强）V（电压）L（left）导联。同样，右臂连接正极时，把左臂和左腿相连作为负极，得到AVR（right）导联；左腿连接正极时，把左臂和右臂相连作为负极，得到AVF（foot）导联。AVL导联和Ⅰ导联相比，虽然正极都在左臂，但是负极方向变了，所以Ⅰ导联指向正左方，AVL导联指向左上（-30°）。同样AVR导联指向右上（-150°），AVF导联指向正下（+90°）。这样我们就知道了，AVL导联正极指向左上方，反映侧壁情况；AVR导联正极指向右上方；AVF导联正极指向下方（正下方），反映下壁情况。

于是就形成了六个肢体导联：Ⅰ导联指向正左，Ⅱ导联指向左下，Ⅲ导联指向右下，AVR导联指向右上，AVL导联指向左上，AVF导联指向正下。六个导联六条线，把额面分成十二等份，每份30°。

反映下壁情况的肢体导联有Ⅱ、Ⅲ、AVF导联。反映侧壁（左侧壁）情况的肢体导联有Ⅰ、AVL导联。侧壁（lateral）梗死（infarction）可缩写成LI，Ⅰ和Ⅰ看起来是不是很像，这是个记忆的好办法。

最正的两个导联

有两个导联的方位最正，Ⅰ导联和AVF导联。一个水平，指向左方；一个垂直，指向下方。

指向心尖的Ⅱ导联

Ⅱ导联指向左下方（+60°），与心尖方向大体一致。

最另类的 AVR 导联

额面的 I、II、III、AVR、AVL、AVF 这六个导联中，AVR 导联与其他的五个导联明显不一样。其他的五个导联要么指向心尖，要么偏一点指向心尖，只有 AVR 导联的方向是背向心尖。所以正常时 P 波、QRS 主波、T 波在 AVR 导联都是倒置的。正常时 P 波在 I、II、$V_3 \sim V_6$ 导联总是直立的，在 III、AVL、AVF、V_1、V_2 导联可以直立、倒置或双向。T 波和 P 波差不多，在 I 导联总是直立的，在 III 导联多为直立，在 II、AVL、AVF 可以直立或倒置。

现在也有一些专家建议把 AVR 导联正过来，其实正负极本来就是人为设定的，把 AVR 导联的正负探查电极调换一下，指向就变过来了。但是既往的心电图资料、标准都需要随之而改变，也并不容易。

如果把 AVR 导联正过来，那么，额面上六个肢体导联就从 $-30°$、$0°$、$+30°$、$+60°$、$+90°$、$+120°$ 非常一致地分布了，AVR 导联也不再异类了。专家还建议把对应的 AVL、I、AVR、II、AVF、III 导联的名称改为 F_1、F_2、F_3、F_4、F_5、F_6 导联。

胸导联

以房室结为中心，在横断面上画六条线，就构成了 $V_1 \sim V_6$ 六个胸导联，这六条线在一个平面上，就是水平面。$V_1 \sim V_6$ 六个胸导联是 Wilson 提出并倡导的。$V_1 \sim V_6$ 六条线并没有平分人体的横断面。V_2 指向正前方，因为 V_2 导联探查电极的位置正好在房室结的前方。V_6 指向正左方。V_1 偏右一点，V_1 导联的探查电极位于右侧胸骨旁第四肋间隙，这个探查电极离心房最近，因此，V_1 导联是检查心房最有价值的导联，V_1 导联中的 P 波提供了最准确的关于心房肥大的指标。V_5 导联的探查电极面向左心室，可以很好地反映左心室心电指标，平均 QRS 向量（除极波）最大限度地投射到了 V_5 对应的坐标轴的正方向上。左心室肥厚时，在 V_5 产生高大的 R 波；同时，平均 QRS 向量也最大限度地投射到了 V_1 对应的坐标轴的负方向上，左心室肥厚时，在 V_1 产生较深的 S 波。$S_{V_1}+R_{V_5} > 35$ mm 存在左室肥厚。

以前认为 $V_1 \sim V_6$ 六个胸导联已经够用了，并习惯称导联 V_1、V_2 为右胸导联；V_5、V_6 为左胸导联；V_3、V_4 对着室间隔，称为过渡区。后来随着人们更进一步探查心电的需要，又增加了更右侧和更靠左后的胸壁导联。目前称 $V_1 \sim V_6$ 为胸前导联，$V_{3R} \sim V_{5R}$ 为右侧胸前导联，$V_7 \sim V_9$ 为后背导联。

每个导联的心电图是心电向量在这个导联上的投影

每个导联都是一条坐标轴，心电活动是一个向量，每个导联上的波形就是心电向量在这条坐标轴上的投影。心电向量随着心房除极与复极、心室除极与复极有规律周期性的变化就形成了心电图的图形。

正常情况下，心室除极平均 QRS 向量指向人体的左下后方（起点在房室结），所以它的投影在 I 导联落在正方向上，主波向上；在 AVF 导联落在正方向上，主波向上；在 V_2 导联落在负方向上，主波向下；在 V_6 导联落在正方向上，主波向上。

心脏的轴与心电的轴

心脏的轴叫心轴，心电的轴叫心电轴。正规术语中，并没有心轴的叫法，心电轴却是一个非常正规也非常重要的术语。为了理解心电轴才先从心轴说起。正常心脏的轴，也就是心脏的空间几何上的轴大体与 II 导联一致，就像丘比特的箭，从右上射到左下，指向心尖。心电向量也有一个轴，就是心电轴，这个轴是心脏的综合心电向量的指向，为便于理解也可以认为是综合能量的指向，实际是正常心肌多少的指向，一般指向心尖。正常时心电轴与心轴一致，正常心脏的心电轴大体指向Ⅱ导联方向，所以，观察心脏节律时常选择Ⅱ导联。心轴代表心脏的几何纵轴，心电轴反映心脏的心电指向。正常时Ⅱ导联和 AVR 导联在向量的指向上相对立，心电轴与前者大体一致，与后者大体相反。当心肌病变时，比如缺血坏死，心脏的几何形态没有大的改变，从外形上看，心轴并不会有大的改变，但是，坏死的心肌不再产生心电向量，所以心电轴会发生转向，会偏向另一侧。正常心电轴在 −30° 至 +90°，+90° 至 +180° 为右偏，−30° 至 −90° 为左偏。当心电轴偏到 −90° 至 +180° 的第三象限，人几乎不能存活，这个区域被称为"无人区电轴"。从Ⅰ、Ⅲ导联的 QRS 主波方向可以粗略看出心电轴方向，都向上时，心电轴正常不偏，"口对口，向左走；尖对尖，向右偏"。口对口，就是Ⅲ导联 QRS 主波向下了，说明Ⅲ导联方向的心电向量弱了，所以心电轴朝Ⅰ导联方向（也就是左侧）转向了（向左偏）；尖对尖，就是Ⅰ导联 QRS 主波向下了，说明Ⅰ导联方向的心电向量弱了，所以心电轴向Ⅲ导联方向（也就是右侧）转向了（向右偏）。如果Ⅰ、Ⅲ导联的 QRS 主波均向下，说明大部分的心肌功能都丧失了，总心电向量背向心尖，心电轴呈反向，很快会死亡，所以称为"无人区电轴"。

T 波变化

QRS 波群代表一个不需要能量的除极过程，而 T 波是心室肌复极的过程，恢复极化状态是需要能量的。能量来源于心肌的代谢过程，因而任何影响心肌代谢的情况都可以引起 T 波的改变，使其由直立变为平坦或倒置，正常人饮一大杯冰水即可引起某些导联的 T 波的暂时倒置。缺血首先会引起 T 波的变化，在除极过程并未呈现异常时，T 波就已经发生了改变。

典型的缺血 T 波表现为对称性的倒置，通常侧重观察 $V_1 \sim V_6$ 导联的 T 波，因为胸导联离心室最近。

为了方便记忆，可以这样理解：心室肌复极过程是一个耗能的过程，对能量的依赖特别大，而心肌缺血不是整个心肌均匀地缺血，而是某条血管供血区的局部缺血，这个局部缺血会引起平均心肌复极向量的改变，从而使 T 波低平、倒置。

心肌肥厚也会引起 T 波改变，一个原因是心肌的肥厚导致碗形肌除极程序发生了一些变化（其实就是除极向量环发生了变化），复极程序也会有相应的变化；另一个原因是心肌肥厚导致供血不足，产生了原发性的 T 波改变。

T 波的方向是很重要的，应和 QRS 主波方向一致。心室的去极化过程是从室间隔开始的，然后依次传播到心尖部和心室基底部，在此期间去极化的心电综合向量的方向、大小多次发生改变，形成了丰富多变的 QRS 波。心室肌复极有一个重要的特点叫作复极化差异，即不同的心室肌细胞平台期形态、电位的高低有很大差异，呈现显著的不均一性。这就造成去极化时心尖在前心室基底部在后，而复极化时相反，心室基底部在前而心尖在后；对于一块心室壁来说，兴奋的传播途径决定了去极化时心内膜下心室肌在前、心外膜下心室肌在后，而复极化时由于复极化差异的存在，心外膜下心室肌在前而心内膜下心室肌在后。这就是心室去极化和复极化的顺序相反而心电综合向量的方向相同的原因，在心电图上表现为 T 波和 QRS 主波方向一致。如果心室去极化和复极化的顺序相同，由于去极和复极的电位变化是相反的，那么 T 波和 QRS 主波方向就应该是相反的，正是由于存在复极化差异，心电图上 T 波和 QRS 主波方向一致。

心房肌的去极化和复极化的顺序是相同的，都是从右心房开始，所以心房的去极化波（P波）和复极化波（Ta波）是相反的，只是心房的复极化波波幅低，在时间上又和P-R段、QRS波群重合，一般看不到。在房室传导阻滞、房室脱节或心房肥大时有时能看到Ta波。

T波的振幅也是重要的，一般为0.1～0.8 mV，在QRS主波向上的导联上，T波的振幅不应低于R波的1/10。

T波的形态也很重要，正常T波总是平滑而呈半圆形，两肢不对称，无论是直立或倒置，其前半部波形平缓，后半部波形陡峭。

T波的时间并不重要，但是QT间期很重要。

ST段改变

损伤电流（部分极化）学说

除极过程中由于心肌细胞不是同时除极，细胞间会产生电位差，有了电位差就会有电流，这就是QRS波群。除极完成后，进入非极化状态，心肌细胞均处于非极化状态，细胞间没有电位差，也就没有电流，这段时间就是ST段，是一段波幅为零的平坦的直线。这个阶段后进入复极阶段，复极过程也不是所有细胞同时复极，细胞间会产生电位差，也会有电流，这就是T波。以后进入极化状态，各细胞均处于极化状态，细胞间没有电位差，也就没有电流，这段时间就是TP段，也是一段波幅为零的平坦的直线。然后进入心房除极P波段。ST段是非极化状态，没有电流，TP段是极化状态，也没有电流，这两段都是波幅为零的平坦的直线。

当心肌细胞受到适度严重的损伤后，它的极化状态便不能完全保持，损伤的细胞可能保持部分的极化状态。它能让部分电流通过，同时对电流的通过又有一定的阻力，因此在TP段，损伤的部分细胞不能保持完全的极化状态，只能处于"部分极化"状态。其实质就是 TP 段在部分除极化（正常情况下是完全不除极化的），于是便产生一个"TP 段向量"。正常时是没有"TP 段向量"，或"TP 段向量"为零。当存在一个"TP 段向量"时，TP 段便不在基线上了。而 ST 段处于非极化状态，受损细胞和正常细胞均不存在"部分极化"情况，所以，ST 段仍在基线上。但习惯于把 TP 段当作基线，便认为 ST 段改变了。

由此可知，TP 段也是一个向量，TP 段的向上向下，也即 ST 段的向下向上，也就是 ST 段的抬高或压低，均表示存在一个 TP 向量，均表示心肌损伤。心外膜下心肌受损与心内膜下心肌受损的 ST 段变化与 TP 段变化是相反的，这是因为 TP 向量是心肌在 TP 段健全心肌与受损心肌极化状态的差别而产生的一个向量，是一种电位差，而心外膜下心肌受损与心内膜下心肌受损其与健全心肌的位置关系是相反的，所以 ST 段的改变也是相反的。

收缩期损伤电流学说

近来认为，受损心肌不仅于静止期处于部分极化状态，于激动时也仅能部分除极。于是在除极末，即本该进入非极化状态时，受损的心肌由于"部分除极"，故仍处于"部分极化状态"。这样受损心肌与健全心肌在 ST 段又产生一个电位差，这便是"收缩期损伤电流"，同时产生一个 ST 向量。ST 向量使 ST 段抬高，TP 向量使 ST 段降低。

除极波受阻现象

部分心肌受损时，正常心肌与受损心肌交界处可能产生阻滞，阻止除极波进入损伤心肌内。于是，正常心肌全部除极后，损伤心肌仍保持部分极化，产生一个 ST 向量。

ST 段变化可能是上述三种现象共同引起。

如果受损心肌继续损伤，便失去生机而不会再有极化状态，也不会产生极化电位，从而也不会产生 ST 向量及 TP 向量。故 ST 段又"回到基线"，同时会出现病理性 Q 波。

病理性 Q 波

当心室前壁发生广泛渗透的损伤，这部分坏死的心肌便不发生除极作用，未受损的心肌仍正常除极，这时心室除极就会产生一个向后的综合向量（并不是整个 QRS 期间，只是其中的某一段时间，也就是坏死的这部分心肌在其还没有坏死时发生除极的那一段时间，而现在这部分心肌坏死不产生除极向量了，那么在这一段时间平均 QRS 向量中就失去了这一部分，因为是前壁梗死，综合向量就指向后方），这个向后的综合向量便会投影在心前导联的负侧，自然产生一个向下的 Q 波。相反，如果梗死部位在心室后壁，则除极会产生一个向前的综合向量，心前区导联的 R 波增高。

Q 波的宽度比深度更重要，只要超过一小格，就是病理性 Q 波。

旁路·预激·折返·室上性心动过速

正路

正常的心脏传导系统由窦房结、结间束、房室结、希氏束、左右束支和浦肯野纤维组成。冲动在窦房结形成，经由结间束抵达房室结及左心房，再经希氏束传至左右束支和浦肯野纤维。

心脏传导系统具有自律性，自律性高低不一，窦房结最高 60 ~ 100 次 / 分，房室交界区次之 40 ~ 60 次 / 分，浦肯野纤维 15 ~ 40 次 / 分。

兴奋在心脏各部分的传导速度也是不同的，窦房结内传导速度低于 0.05 m/s，心房肌传导速度约为 0.4 m/s，房室结内最低，仅为 0.02 m/s，到希氏束以后再次加速，希氏束、束支、浦肯野纤维的传导速度达到 2 ~ 4 m/s。

兴奋在心房内的传播除心房肌本身外，还有浦肯野细胞的"优势传导通路"，它的传导速度为 1.0 ~ 1.2 m/s，能将兴奋快速地从右心房传播到左心房，使两侧心房几乎同时收缩，形成一个"功能合胞体"。

兴奋在浦肯野纤维的传导速度达到 2 ~ 4 m/s，浦肯野纤维深入心室壁的内层，首先兴奋心内膜下的心室肌细胞，然后由心室肌细胞以 0.4 ~ 0.5 m/s 的传导速度使心室壁由内向外发生兴奋。室内传导系统的高速传导，保证了左右心室形成"功能合胞体"。

房室交界区的传导速度很低，房室结细胞的动作电位属于慢反应动作电位的类型，去极化速率慢，传导速度慢，不应期长。结区的传导速度仅为 0.02 m/s，兴奋通过房室交界区耗时约 0.1 s，因此心房和心室的兴奋相距 0.1 s，称为"房室延搁"。房室延搁保证了心室的收缩发生在心房收缩完毕之后，有利于心室充盈。另外，不应期长，对来自心房的高频率兴奋冲动能起到阻滞和过滤作用。但是，传导速度慢，不应期长也容易发生传导阻滞，房室传导阻滞比较常见。

旁路

在人体胚胎发育早期，心房肌和心室肌是连着的。中央纤维体和房室环的形成分离了心房肌和心室肌，使房室交界区成了心房和心室之间唯一的正常传导通道。但是，在少数人中，心房肌和心室肌并没有完全分离，还残存一些附加的肌束，这种附加的肌束，即旁路。主要的有 Kent 束、心房-希氏束纤维、James 纤维、Mahaim 纤维等。

预激

房室结组织属于慢反应纤维，传导速度慢，且具有频率依赖性递减传导的特征；旁路纤维为普通心肌细胞，属于快反应纤维，传导速度快，不具有频率依赖性递减传导的特征。如果心房的冲动沿着正路和旁路两条途径下传，从旁路下传的激动先于正路下传到心室的某部，使该处心室肌提前激动，这种房室间经旁路"加快"传导而使部分心室肌提前激动称为"心室肌预激"。心电图上表现为：PR 间期 < 0.12 s，QRS 间期 > 0.10 s，δ 波。

如果房室旁路具有前传功能，体表心电图可见典型的预激表现，称为"显性预激"；如果房室旁路前传功能呈间歇性出现，心电图上的预激表现时有时无，称为"间歇性预激"；如果房室旁路没有前传功能，只有逆传功能，心电图上没有预激表现，只在发生了阵发性室上性心动过速时，通过电生理检查证实其具有房室旁路，称为"隐性预激"。

折返

旁路的存在使房室之间有两条传导途径，而且传导速度和不应期不一致，这样激动就容易折返，还容易形成回路。WPW 综合征的折返环有两种类型，顺传型和逆传型，前者约占 95%，后者约占 5%。

顺传型：冲动在折返环的运动方向，即心房—房室结—希氏束—浦肯野纤维—心室—房室旁路—心房。心电图表现为匀齐的心动过速，窄QRS 波（当伴有束支阻滞或室内阻滞时为宽 QRS 波），没有预激波。

逆传型：冲动在折返环的运动方向与顺传型相反。心电图表现为宽大畸形 QRS 波，而且是完全预激的 QRS 波。

折返是心动过速最主要的发生机制，冲动传导过程中，途经解剖性的或者是功能性分离的两条或两条以上途径时，由于传导速度、传导距离和不应期的不一致，有可能形成折返激动。在室上性心动过速中，房室旁路折返与房室结折返的占比都超过 40%，两者共计占室上性心动过速的90%，其余的房性心动过速、窦房结折返等不到 10%。

目前认为，心房扑动发生的主要机制是房内折返，是大折返和微折返综合的结果；心房颤动的发生机制是异位局灶自律性增强和多子波折返，心房内有一定数量的折返子波同时存在，这些折返子波在空间上随机运行和分布，折返子波之间可以发生碰撞、湮灭、分裂、融合等。

折返也是室性心动过速的主要发生机制，病变心肌或瘢痕组织可形成折返环路，束支间、分支内都可形成折返环路。无论是解剖上的或者是功能上的两条或多条传导通路，只要存在传导速度、距离和不应期情况的不一致，就有可能形成折返激动。

一般认为起源于浦肯野纤维系统的触发活动在心室颤动的起始阶段起主要作用，心室肌的折返激动在心室颤动的维持阶段起主要作用。心室扑动是介于室性心动过速和心室颤动之间的一种心律失常。

折返激动形成环形运动是心动过速最主要的机制，另外还有自律性增高以及触发机制。具有自律性的心脏传导系统，某一局部的自律性增高，频率超过主导节律时，也可形成心动过速；原来无自律性的心房肌和心室肌细胞在病理情况下，可转变为慢反应电位，从而有了自律性，如果频率超过主导频率，也可产生心动过速的现象。后除极引起的触发活动是少数心动过速的发生机制，它不同于折返和自律性增高。后除极是指当局部出现儿茶酚胺浓度增高、低钾血症、高钙血症以及洋地黄中毒时，心房、心室与希氏束 – 浦肯野纤维在动作电位后产生除极活动，后除极的振幅如果达到阈值，便可引起反复激动。对于 ICU 的医生，恐怕难以理解这个后除极以及后除极引起的触发活动，简单说就是当细胞的复极还没有完全到位的时候，就提前进行了一个除极并触发了激动，本质上也是"自律性异常"。

折返激动也是期前收缩最常见的发生机制。期前收缩的主要机制包括异位节奏点兴奋性增高、折返激动、触发活动。折返只发生一次，表现为期前收缩。

室上性心动过速

激动折返的循环往复形成了环形折返性心动过速。心室预激提示患者有房室旁路，具有发生阵发性室上性心动过速的可能。

预激综合征

显性预激同时有与旁路相关的阵发性室上性心动过速的，称为经典的预激综合征（WPW）。只有显性预激而没有与旁路相关的阵发性室上性心动过速的，称为心室预激。

心室颤动

房室旁路纤维为普通心肌细胞，属于快反应纤维，传导速度快，不应期短，不具有频率依赖性递减传导的特征。因而可使快速的心房激动全部或大部分传入心室，引起危险的快速心室反应。尤其是在预激合并心房颤动时，如果旁路具有短不应期，可能导致室性心动过速甚至心室颤动而危及生命。另外，洋地黄、维拉帕米、地尔硫卓只能减慢房室传导，不能阻断旁路传导，甚至能加快旁路传导，所以预激合并心房颤动时，禁用上述药物。

也有少数房室旁路具有长不应期，一般很少发生严重的心律失常。另外近年也发现少部分房室旁路纤维的传导速度较慢，具有频率依赖性递减传导的特征，类似房室结传导。

长 QT 综合征

QT 间期延长

QT 间期延长反映心肌复极时间延长，是相关的离子通道功能改变所致。QT 间期延长有先天性和继发性两类。其机制目前尚未完全阐明，有复极离散假说、心脏交感神经支配不平衡假说、后除极假说等。由于复极时间延长，复极离散度高（即不一致性加大，同时不应期的不一致性也加大），易形成折返，导致心动过速和心室颤动。与 QT 间期延长相对应的有 QT 间期缩短，也是先天的和继发的原因导致离子通道功能的改变所致，电生理检查提示心房和心室的有效不应期缩短，易颤性增加。

尖端扭转性室性心动过速

具有尖端扭转现象的室性心动过速发生在 QT 间期延长时称为尖端扭转性室性心动过速，而发生在 QT 间期正常时仍称为多形室性心动过速。

长 QT 综合征

QT 间期延长伴尖端扭转性室性心动过速称为长 QT 综合征（LQTS）。QT 间期延长而没有尖端扭转性室性心动过速者只诊断为 QT 间期延长，不诊断为长 QT 综合征（LQTS）。2000 年又提出了短 QT 综合征（SQTS），是指 QT 间期明显缩短，伴有各种房性、室性心律失常，有高猝死风险的离子通道病。

长 QT 综合征风险较大，是心搏骤停的主要原因之一，特别是年轻人的心搏骤停，长 QT 综合征占一定比例。QT 间期延长，如果发生尖端扭转性室性心动过速，患者主要表现为晕厥，若不处理，有些患者的室性心动过速会自行终止，有的会发生心室颤动，最终导致心搏骤停。长 QT 综合征可能会反复发作，发生心搏骤停者一般会入住 ICU，ICU 对于心搏骤停患者，不但要积极进行心肺脑复苏，还要积极查明原因。对于长 QT 综合征还要鉴别是先天性（特发性）的还是继发性（获得性）的，两者的治疗有区别。

先天性（特发性）长 QT 综合征是遗传性离子通道疾病，往往在 40 岁之前，主要在儿童和青少年期发病，发病者常有家族史。多为儿茶酚胺依赖型，常见于交感神经兴奋、激动、惊吓、手术、运动，或者使用肾上腺素能药物的情况下发作，晕厥发作与交感神经活动突然增加直接相关。

继发性（获得性）长 QT 综合征是由导致 QT 间期延长的继发因素所致，常见的有心肌缺血、心室肥厚、心动过缓、电解质失衡、药物副作用等。多见于长短 RR 间期后发作，通常由停搏或期前收缩所诱发。

长 QT 综合征的临床发病也有两种类型：一种为肾上腺素能依赖型，在诱发因素存在的情况易发生，发病时心率加快，U 波振幅增高，QTU 间期延长，然后出现尖端扭转性室性心动过速，意识丧失，抽搐，症状可自行终止，也可发展为心室颤动，最终导致猝死。另一种为心动过缓依赖型，在心率减慢或心搏长间歇之后 U 波增大，在 U 波顶上发生尖端扭转性室性心动过速，从而发展为心室颤动。

并非所有先天性（特发性）长 QT 综合征都是肾上腺素能依赖型，也有心动过缓依赖型。继发性（获得性）长 QT 综合征也并非都是心动过缓依赖型。

长 QT 综合征患者在室性心动过速、心室颤动发作时的治疗按心肺脑复苏的要求进行。对于肾上腺素能依赖型在复苏期间，要尽可能减少肾上腺素能复苏药物的使用。但对于已发生心搏骤停的患者，不清楚其是不是长 QT 综合征，也不清楚是不是肾上腺素能依赖型，可不拘泥于此。

对于已确定的肾上腺素能依赖型，复苏时要有此意识。发作间期，β 受体阻滞剂是肾上腺素能依赖型最主要的治疗药物，而心动过缓依赖型的治疗主要是提高基础心率以缩短 QT 间期，包括异丙肾上腺素、阿托品等，或安装心脏起搏器。

识别室性心动过速

室性心动过速是 ICU 比较常见的心律失常。室性心动过速易发展为心室颤动，是导致心搏骤停的主要原因之一。室性心动过速与室上性心动过速有时不易区分，一般可根据节律和 QRS 的宽窄来识别。

根据节律

室上性心动过速"绝对整齐"，心室颤动"绝对不整齐"，室性心动过速"相对不齐"。

根据 QRS 宽窄

窄 QRS 心动过速一般都是室上性心动过速，包括窦性心动过速、房性心动过速、心室扑动、房室结折返性心动过速、房室折返性心动过速等；宽 QRS 心动过速包括室性心动过速、室上性心动过速伴差传或束支阻滞、旁路前传型房室折返心动过速。宽 QRS 心动过速指 QRS 波群宽度 > 120 ms（3 小格），频率 > 100 次 / 分的心动过速。

特殊情况的室性心动过速

室性心动过速有以下 12 种情况：（1）先有室早，再有室性心动过速，即室早变室性心动过速，室性心动过速的波形与室早的波形一致。（2）心梗并宽 QRS 心动过速。（3）出现房室分离的宽 QRS

心动过速。（4）有室上性夺获。（5）室性融合波，即所谓的"四不像""骆驼群里有只羊"。（6）V$_1$～V$_6$导联 QRS 波同向且向下。（7）V$_1$～V$_6$导联 QRS 波同向性向上排除 A 型预激外为室性心动过速。（8）兔耳征。（9）无人区电轴。（10）A V R 的大 R 波。（11）V$_1$ 和 V$_2$ 的 RS ＞100 ms。（12）V$_1$ 和 V$_2$ 的 S 波降支顿挫有切迹。

当不易判断宽 QRS 是否是室性心动过速时要及时请心脏科或心电图医生会诊，并要做好心肺复苏准备。

重症病人心律失常的特殊性

【导言】先说一个病例，一位术后病人，心率很快，值班医生咨询心内科医生，心内科医生说可以用一支美托洛尔，因为心内科经常用。结果用完之后病人心跳呼吸停止，立即进行心肺复苏。再说一个病例，一位老年病人心跳呼吸停止，进行心肺复苏后心率很快，还有频发的室早，医生使用了一支胺碘酮后，心跳呼吸再次停止，立即进行再次复苏。前一个病例是由于手术失血、失液、休克而引起心率加快，使用美托洛尔加重了病情。后一个病例的心率快和频发室早是缺血、缺氧引起的，使用胺碘酮也加重了病情。当看到很快的心率或者频发的室早时，很多医生总想急着去处理，而且总是从心律失常的角度去考虑。很多专著上也说，频发室早属于恶性心律失常，这也使得一些医务人员很积极地去处理。在 ICU，心律失常在监护仪上经常出现，各种期前收缩、心动过速、心动过缓、心房颤动、心房扑动、心室颤动、心室扑动等。有的心律失常很危险，需要立即处理，但是多数情况并不需要进行特殊的抗心律失常治疗。如何处理需要有丰富的经验和重症救治的思维。本文只叙说一个内容：对于重症病人，要慎用抑制心脏的药物，要多从血流动力学方面来分析判断。

重症病人与普通病人心律失常的病因不同

重症病人与普通病人有着不一样的病理生理变化，他们的心律失常也有着不同的病因。

重症病人多有血流动力学的不稳定，心律失常也多是由因血流动力学不稳定导致的心脏缺血缺氧引起的。普通病人的心律失常往往是心脏的兴奋性、自律性、传导性等电生理方面出现问题所致，大多没有血流动力学障碍，或者有轻度的、短暂的血流动力学异常。

重症病人心律失常的原因多是全身性的，心律失常是全身性疾病下心脏的表现；普通病人的心律失常多是心脏局部的原因，是心脏本身疾病的表现。当然，究竟是重症病人还是普通病人，心律失常是全身性的原因还是心脏本身的原因，并没有清晰的界线。普通病人病情进展会成为重症病人，心脏疾病引起血流动力学的恶化，也会很快发展为全身性的重症疾病。

重症病人与普通病人心律失常的处理思维不一样

正因为重症病人与普通病人有着不一样的病理生理特点，且心律失常的原因也不同，所以在处理思维和处理措施上也是不一样的。

由于重症病人的心律失常多是由因血流动力学不稳定导致心脏的缺血缺氧引起，积极处理缺氧和稳定血流动力学是治疗重症病人心律失常的有效措施。经过支持血压、改善灌注、纠正缺氧，心律失常的现象多会得到改善。此类心律失常不能单纯地用"抗心律失常药物"来对抗。有些医生看到"严重的"心律失常总想"积极地处理",尤其是对于心动过速。然而几乎所有治疗心动过速的药物都会抑制心脏的跳动,降低血压,使本就不稳定的血流动力学更加恶化,治疗的难度进一步加大,甚至会出现心室颤动或心脏停跳。

对于普通心脏病人的心律失常,则可按照心律失常的常规处理,综合考虑患者的血流动力学是否稳定、是否存在潜在的不稳定性、心脏的舒缩功能如何、耗氧情况如何、心律失常的类型、心律失常的直接原因等因素,进一步确定治疗方案。

重症病人的心律失常不能简单地依赖心脏科医生的会诊解决

ICU 的医生要掌握心律失常的机制和处理原则,对于重症病人的心律失常,不能过多地依靠心脏科医生的会诊来解决问题。心脏科医生非常重视患者的心功能情况,并且会积极控制影响心功能的因素,特别是心率的控制。因为心动过速会让心肌的需氧量增加,同时还缩短了心室充分充盈所需的舒张时间。人们把 HR(心率)×SBP(收缩压)称作双乘积,双乘积与心肌需氧量成比例,可用于衡量心肌做功和心肌耗氧量。在保证合适的收缩压的情况下,较低的心率使得心肌做功和心肌耗氧量较少。重症病人的心脏负担重,心肌需氧量增加,同时机体缺氧又导致供氧不足,因此降低心肌做功和心肌耗氧量是很重要的。基于以上理论,心脏科医生往往重视一个较低心率的保持。但是重症病人的收缩压也是非常脆弱的,降低心率的药物会同时降低收缩压,所以过多地重视降低心率,有可能会导致血压恶化,甚至心脏停搏。与心率相比,收缩压更为重要。为了降低心率而使收缩压恶化则得不偿失。

如何找到理想的平衡点，需要从患者的全身情况、血流动力学情况、器官功能情况去综合分析。

不稳定的血流动力学与严重的心律失常之间的因果关系

不稳定的血流动力学会引起心律失常，严重的心律失常也会导致血流动力学的恶化。究竟是不稳定的血流动力学引起心律失常，还是心律失常导致血流动力学的恶化，或者它们之间没有因果关系而与其他因素有关，这需要 ICU 医生认真辨证地分析。

血流动力学的恶化与心律失常发生的先后顺序以及发病之前有无基础心脏病是厘清它们关系的一个重要因素。如果患者在发病前心脏功能是好的，出现了明确的导致血流动力学不稳定的发病因素，比如创伤、出血、感染、缺氧、中毒、脱水、心跳呼吸骤停复苏后等，之后血流动力学恶化，然后才出现心律失常，此种情况则多是血流动力学不稳定导致心律失常。如果患者有心脏病基础，先出现了严重的心律失常，再出现血流动力学的恶化，则是心律失常导致血流动力学不稳定。有时候很难分清是不稳定的血流动力学引起心律失常，还是心律失常导致血流动力学的恶化，特别是心梗或心力衰竭的时候，既有血流动力学的不稳定，又有心律失常，可能都是由心梗或心力衰竭引起的。

恶化的血流动力学与严重的心律失常之间互相影响。而对待两者时，却要采取不一样的态度：对于血流动力学的问题，随时都要积极地处理；而对于心律失常，如果能够等待则观察等待。血流动力学不稳定时存在的心律失常可能是患者向医务人员发出的一种信号，即"我在缺血缺氧，很严重"，而此时如果医务人员错误地理解了患者的信息，将其理解为"我心律失常，赶快抗心律失常"，则可能导致不稳定的血流动力学进一步恶化。

我们要知道，"不稳定"与"恶化"是两种差别非常大的状态。如果 ICU 的医生没有深刻理解血流动力学恶化的病理生理以及心律失常的机制，有时出现了因使用抗心律失常药物引起血流动力学的恶化时，反而会认为是因为心律失常处理得不及时而引起的。

对于血流动力学不稳定的同时还有着心律失常的重症患者，抗心律失常药物是一把双刃剑。它有可能对抗心律失常，且有利于稳定血流动力学；也有可能导致血压下降，使血流动力学进一步恶化。常用的抗心律失常药物如美托洛尔、胺碘酮、普罗帕酮、利多卡因等在重症患者血压低、血流动力学很不稳定时使用，其导致血压更低的副作用会更为明显。而抗心律失常药物引起的低血压纠正起来也更为困难。

此时究竟要不要使用抗心律失常药物，要考虑以下五个问题：（1）血流动力学的不稳定是由心律失常引起的，还是其他因素引起的。（2）目前的血流动力学是非常的不稳定，还是相对的不稳定，还是潜在的不稳定。（3）目前的心律失常会导致不稳定的血流动力学很快恶化，还是尚可观察等待一会儿。（4）如果使用抗心律失常药物，能否达到纠正心律失常、稳定血流动力学的目的。（5）如果使用抗心律失常药物，是否会导致血压下降，使血流动力学进一步恶化。

什么是不稳定的血流动力学？

我们一直提到血流动力学是否稳定，那么，什么是不稳定的血流动力学？

对于不同的病人，不同原因导致的重症，难以用统一的标准来界定血流动力学是否稳定。简单地用稳定或不稳定也不能够清楚表达重症患者的血流动力学状态，有些非常稳定，有些非常不稳定，有些相对不稳定，有些潜在不稳定，还有的处于恶化状态。

血流动力学不稳定的程度也有轻有重。轻度的血流动力学不稳定，症状相对简单，主要症状有低血压、头晕、头昏、黑蒙、晕厥、短暂的意识丧失等，主要是脑缺血的表现。重度的血流动力学不稳定，症状要复杂得多，会出现循环功能障碍甚至出现休克，还可能有多器官功能障碍或者衰竭。重度的血流动力学不稳定，一般不会仅仅由心律失常引起，直接原因主要是一些致病因素、炎症反应和神经体液因素等，这些因素又交汇重叠，互相影响。

血压是最重要也是最容易获得的反映血流动力学的指标，虽然血压正常并不代表血流动力学稳定，但是血压低却一定表示血流动力学不稳定。另外意识状态、氧合情况、中心静脉压、尿量、升压药的用量也是反映血流动力学的重要指标，这些指标也比较容易获得。

当血流动力学稳定时严重的心律失常需要积极处理

当血流动力学稳定，缺氧也得到改善，此时如果存在心律失常，特别是有可能影响血流动力学的严重的心律失常则是需要积极处理的。

重症病人最常见的心律失常是心动过速与期前收缩，心动过缓也较多见，心房颤动、心室扑动、心室颤动也常遇到。对抗心动过速与期前收缩常用的药物有美托洛尔（或艾司洛尔）、胺碘酮、普罗帕酮、利多卡因等，至于奎尼丁和普鲁卡因胺在著作中提到得较多，但临床实践中很少使用。治疗心动过缓常用的药物有阿托品和异丙肾上腺素。这些药物对于不同的病人来说，治疗剂量差别很大，有的病人用很小的量即可起效，有的病人则需要很大的量。很少需要联合用药，但也有少数情况下需要联合用药。

多源性房性心动过速在重症病人中比较常见，有的病人有严重的肺部疾病和呼吸衰竭，有的病人有休克复苏的过程，有的病人经历过心肺复苏。病人的心室率不规则，有多个心房兴奋灶，P波有不同的形态。这种心动过速通过稳定血流动力学以及纠正缺氧后常会消失，如果血流动力学稳定以及在缺氧被纠正后没有消失，仍然较长时间存在，则需治疗。治疗的主要目的是减慢心室率以改善心排血量。对于血压正常或偏高者，美托洛尔是较好的选择。而对于血压偏低的患者，艾司洛尔可能更好，因为艾司洛尔对血压影响较小。尽量采用微量泵泵入药物，从小计量开始，根据血压和心率调整泵速。效果不理想也可选用胺碘酮。治疗室上性心动过速时，不要急于求成，多数情况下可能需要数小时或一至两天的时间才能达到理想的心室率。

室性心动过速在重症患者中也较常见，这是一种折返性心动过速，在心肌缺血时最常发生。对于无基础心脏病的年轻患者，室性心动过速可能只需观察而不需治疗，或者给予 β 肾上腺素能阻滞剂以减弱过量的儿茶酚胺的作用。对于持续较长时间（比如持续数小时）或者频繁发作的室性心动过速，在血流动力学基本稳定的情况下则需要治疗。目前胺碘酮使用较多，推荐的胺碘酮用法是：10 min 内给药 150 mg，以后按 1 mg/min 输注 6 h，再减至 0.5 mg/min 输注 18 h。临床上对于重症病人可不拘泥于此种给药方法，多用微量泵泵入。也可使用利多卡因、普鲁卡因胺等。

室性期前收缩在重症患者中也很常见，包括单源性室性期前收缩、二联律、成对的室性期前收缩，一般不需要治疗，血流动力学稳定后多会消失。对于持续、频繁发作的室性期前收缩在血流动力学相对稳定时可以给予抗心律失常治疗，可用胺碘酮、利多卡因、普鲁卡因胺、奎尼丁等。同时还要注意心率快慢，如果心率偏慢，不可使用抗心律失常药物，否则可能引起心脏停搏。

心房颤动、心室扑动多不需处理，心室率过快且持续时间很长可用药降低心室率。

心室颤动、室扑则立即电除颤，并做好心肺复苏准备。

对于血流动力学不稳定，心动过速心率大于 180 次 / 分，甚至大于 200 次 / 分时，既担心心律失常导致血流动力学恶化，又担心抗心律失常药物导致血流动力学恶化，此时在积极采取措施稳定血流动力学的同时，也可用心脏同步电复律，有时会有明显效果。此时选择心脏同步电复律并不是因为电复律更安全、更适合，而是因为电复律能快速终止心动过速。对于血流动力学稳定的心动过速患者，在抗心律失常药物效果不佳时也可考虑使用心脏同步电复律。

有的心律失常的处理专业性很强，要及时请有经验的心脏科医生会诊。

重症病人的缓慢性心律失常

对于心动过缓的普通心脏病患者，如无症状，并不建议积极治疗心动过缓，但是对于血流动力学不稳定的重症病人，缓慢型的心律失常是要积极对待的。因为重症患者几乎所有的致病因素都应该引起心动过速，如果患者病情很重却还处于心动过缓状态，表明可能有严重的情况发生，比如血压快速下降、心脏停搏等。特别是心率低于 60 次 / 分时，要尽早积极干预，争取让患者的心率保持在 70 次 / 分以上。可选择异丙肾上腺素或者阿托品（异丙肾上腺素比阿托品效果佳），用微量泵泵入，根据效果调整剂量，紧急时可静脉推注，多数情况下会很快起效。当心率低于 40 次 / 分时，要争分夺秒尽快处理，并做好心脏停搏的复苏准备。如果阿托品或者异丙肾上腺素效果不好，有条件时可考虑起搏器。对于缓慢型心律失常的病人，如果同时有期前收缩，不可以用美托洛尔、胺碘酮、普罗帕酮、利多卡因等药物来处理，否则会很快引起心脏停搏。要尽快提高患者的心率，待心率提高之后期前收缩可能会消失。

如果患者在短时间内（比如数分钟或一二十分钟）由心动过速变为心动过缓，说明患者的心脏和血流动力学问题严重，或者存在严重的缺氧问题，心脏有可能很快停跳。要尽快采取措施提高心率，稳定血流动力学，纠正缺氧，并做好复苏准备。

小结

对于重症病人，任何时候都要有整体治疗的观念，不能将其割裂为一个个症状来处理，对待心律失常也是如此。

重症病人的心力衰竭

【导言】重症病人的心力衰竭错综复杂，有时还伴有休克，既有泵功能的问题，又有容量的问题，可能还有缺血缺氧、意识障碍、肝肾胃肠凝血的问题。本文从多方面叙述重症病人心力衰竭的复杂性，目的是梳理出治疗中的主次矛盾，和矛盾的主次方面。

重症病人心力衰竭的复杂性

心力衰竭可由心脏本身的疾病引起，如急性心肌梗死、急性心肌炎、心肌病、心脏瓣膜疾病等；也可以由心脏外的因素引起，如感染、创伤、中毒、水肿、缺氧等。重症患者的心力衰竭可能是 MODS 的表现之一，患者同时还有其他的脏器功能障碍。

ICU 的重症患者多数处于昏迷状态，加之镇静、机械通气、活动减少等因素，当发生充血性心力衰竭时，没有呼吸困难、端坐呼吸等主观症状。氧饱和度降低、心率增快、需氧量增加可能是这些病人发病的唯一线索。而休克、ARDS 也会引起氧饱和度降低、心率增快、需氧量增加。所以对于重症病人，要高度警惕并在早期诊断有无心力衰竭。

重症病人的心脏和血流动力学的问题很复杂，有些患者心脏的收缩功能正常，有些患者的收缩功能差；有些患者心脏的舒张功能正常，有些患者的舒张功能有障碍；有些患者的血压正常、灌注好，有些患者的血压低、灌注差，还有的患者血压高；有些患者的容量不足，有些患者的容量过高等。因此重症患者的充血性心力衰竭处理起来很复杂，要从患者心脏的收缩功能、舒张功能、血压情况、灌注情况、容量负荷等方面去综合分析判断。

血压正常和偏高的心力衰竭

有些心力衰竭患者的血压是正常的，这些病人的每搏输出量和射血分数降低，通常有心动过速的现象，可同时伴有肺水肿。地高辛、利尿剂和 ACEI 是治疗心力衰竭的主要药物。这种情况就是单纯的心力衰竭，主要是心脏的收缩功能差，在静息时心功能可能是足够的，而在运动、疾病、应急、发热、贫血等情况下可能促发心功能不足。这类病人一般在心脏科治疗，多数不需要入住 ICU。

也有些充血性心力衰竭患者的血压偏高，甚至有严重的高血压，这类患者左室收缩功能可能正常，左室后负荷加重，由此导致充血和肺水肿，实质是"高血压危象"，治疗首选硝普钠。

有些患者是属于高输出量或容量负荷过重的充血性心力衰竭，如由脓毒症、甲亢、贫血、维生素 B_1 缺乏、肾脏衰竭、钠摄入过多、过度营养、过度补液等引起的充血性心力衰竭，这些病人有充血的症状和体征（如肺水肿、外周水肿），但心脏收缩功能正常，心排血量可能升高。治疗首选利尿或CRRT减轻容量负荷。

还有的充血性心力衰竭患者有舒张功能障碍，常见于有左室肥大和缺血的高血压病人，病人有充血症状（气短、肺水肿），治疗包括给予β肾上腺素能阻滞剂以减慢心率，使心脏有更多的舒张期充盈时间。有时过多的利尿反而会加重病情，这是因为顺应性差的左室需要较高的压力（容量）才能产生足够的前负荷和每搏输出量，过度利尿可导致每搏输出量、全身血压和心排血量下降。

严重低血压的心力衰竭

最为错综复杂的是有严重低血压的充血性心力衰竭，即心源性休克。这类病人常有导致心功能急剧恶化的原因，如AMI、新发的或恶化的瓣膜关闭不全、未坚持药物治疗、容量负荷过重等。对这类病人的判断和处理在ICU是最具有挑战性的。这类病人既有心力衰竭，又有休克，还与缺氧、水肿、心律失常等情况交汇重叠、变幻莫测，需要依靠医务人员丰富的理化知识、扎实的医学知识，结合监测手段，贴合患者不同阶段的实际进行缜密细致的分析，方能感到有迹可循，从而制定出可行的应对策略。

这类病人最重要的治疗目标是保证灌注。只有保证灌注才有可能阻止MODS的发展，反映灌注情况的最重要的指标是心排血量，最常用的指标是血压，SBP ≥ 13.33 kPa（100 mmHg）较理想，SBP在11.99 ~ 13.33 kPa（90 ~ 100 mmHg）或MBP ≥ 8.66 kPa（65 mmHg）可接受；另一个反映灌注的重要指标是尿量；精神淡漠和意识障碍（脑缺氧）以及酸中毒也是反映灌注的重要指标。尿量反映肾脏灌注，意识状态反映脑灌注，酸中毒反映组织灌注和代谢情况。对于重症病人，皮肤弹性基本不能反映灌注，因为重症病人多有液体潴留。

渠道有水才能使田地得到灌溉，相似地，保证灌注的第一步是要保证前负荷，措施主要是输液（如晶体液、胶体液），可通过 CVP（中心静脉压）来监测。保证灌注的第二步是保证后负荷，也就是让血管有足够的弹性和压力把血液送入组织器官的末梢循环，可通过收缩血管来实施，如使用多巴胺、去甲肾上腺素等，可通过 NIBP、IBP 等来监测。保证灌注的第三步是保证泵功能，增加心肌收缩力，如使用多巴酚丁胺和米力农。当然，这三个步骤不是固定要分开进行的，可根据病情严重程度同时或分别进行。通过以上三步，多数病人的灌注问题可解决，但是仍有部分病人的灌注没有改善，表现为 CVP、BP（血压）正常，但尿量仍少，缺氧发绀仍明显，此时可能还需要第四步，使用硝普钠，通过扩张小动脉以利于组织接受灌注。当病人血压正常（SBP ≥ 100 mmHg）或处于边缘水平（SBP 在 90 ~ 100 mmHg），但是氧饱和度持续较低时，可从小剂量 $[0.05 ~ 0.1\ \mu g/(kg \cdot min)]$ 开始给予硝普钠，在严密监测血压的情况下每 3 ~ 5 min 上调一次剂量，1 ~ 2 h 内达到有效治疗剂量，一般为 $0.25 ~ 10\ \mu g/(kg \cdot min)$。使用硝普钠应遵循较低的初始剂量、较快地调整剂量的原则，低初始剂量的目的是避免发生明显低血压，快速调整剂量的目的是在短时间内达到有效剂量。如果出现不能接受的低血压时立即停止给予硝普钠。

为什么休克病人还要使用硝普钠？其目的是通过降低后负荷而增加心排血量，改善灌注。对于这类病人增加心排血量是主要的治疗目标，部分病人通过血压支持和正性肌力药的使用即可达到增加心排血量的目的，然而还有部分病人虽然血压达到正常水平（血管收缩而使血压达到正常），但是心排血量仍然很低，不能保证灌注。使用硝普钠降低后负荷而增加心排血量，这就是有些休克病人还需要使用硝普钠的原因。使用硝普钠的前提是血压达正常水平或边缘水平。可否使用硝酸甘油达到此目的? 不行。因为只有扩张小动脉才能达到降低后负荷增加心排血量的目的,硝普钠有很强的扩张小动脉和小静脉的作用,且以扩张小动脉为主,而硝酸甘油主要扩张静脉和冠状动脉,所以心力衰竭时用硝普钠效果好,使用硝酸甘油效果可能不好,而在心绞痛时使用硝酸甘油效果好,很少使用硝普钠。

在保证灌注的情况下要尽可能降低心脏耗氧,主要措施是降低 BP 和 HR。重症病人的 BP 往往较低,甚至要靠升压药维持,因此需要做的就只有降低 HR 了。较低的 HR 对患者有益,低于 100 次 / 分可能较好,80 次 / 分左右可能更理想。对于心梗患者可能需要更低的 HR。主要药物是 β 肾上腺素能阻滞剂,如美托洛尔,艾司洛尔等。β 肾上腺素能阻滞剂对于对抗"交感风暴"也有益。另外一个常用的药物是胺碘酮。降低心率并不容易,而且有很大风险,因为 β 肾上腺素能阻滞剂和胺碘酮都有降低血压的作用,对于重症病人更为明显。有的医生往往在降低心率上考虑得过多,为降心率导致血压下降,甚至心脏停搏,得不偿失。ICU 医生要记住"灌注优先,血压优先,心率第二"。灌注改善后心率就会下降,要耐心等待一段时间,可能 1 ~ 2 天。血压还不是很稳定时不要急于使用药物降低心率。

心律失常多数是心脏缺氧导致,通过改善缺氧,稳定血流动力学多可消失,心律失常的处理参考本书"重症病人心律失常的特殊性"的内容。

如果患者容量负荷过重(如 CVP 很高)时,需要使用利尿剂,或者进行 CRRT 治疗。心源性休克都存在液体潴留的问题,在保证血流动力学相对稳定的情况下,要尽快将体内多余的水,特别是组织间隙的水排掉。参阅本书"水与电解质"的内容。

对于重症病人,要重视机械通气,机械通气是改善缺氧的最好方法。有时候机械通气会产生意想不到的效果,上呼吸机后持续较低的氧饱和度上来了,难以稳定的血压上来了,一直很快的心率也降下来了。

右心室梗死特殊的血流动力学

【导言】右心室梗死是特殊的心肌梗死，血流动力学的改变与左心室梗死不同，教科书和其他一些书籍都强调了大量补液、慎用血管扩张药、慎用利尿剂，但是没有详细说明原因。本文简要总结了右心室梗死的临床特征和治疗原则，在治疗原则方面重点阐述原理，解释了为何需要大量补液、慎用血管扩张药、慎用利尿剂。

右心室梗死的临床特征

第一，约 1/3 的急性下壁心肌梗死病人存在右心室梗死，可以认为右心室梗死是急性下壁心肌梗死的并发症，且是很常见的并发症。急性下壁心肌梗死出现低血压时应高度怀疑右心室梗死。单独的右心室梗死很罕见。

第二，颈静脉怒张、无肺部湿啰音、低血压是右心室梗死的临床三联征。右心泵衰竭，体循环瘀血，故颈静脉怒张；右心功能差，难以将血泵入肺，而左心功能尚可，能将肺内的血泵走，故肺野清，肺部无湿啰音；无论右心室还是左心室的泵衰竭，都会导致低血压，右心室壁很薄，对压力或容量的急性变化耐受性差，更易低血压。完全具备此三联征的病人在临床上可能并不是多数，右心泵功能衰竭不明显或不严重者可能没有颈静脉怒张，也没有低血压。同时存在左心功能衰竭的病人可能肺部有湿啰音。也有的病人经过不适当的大量输液，也会导致肺部瘀血而出现湿啰音。

第三，心电图上 V_{4R}（右侧心前区 V_4 的位置）ST 段抬高超过 0.1 mV 可诊断，V_{5R}、V_{6R} 也是高度敏感和特异的。但要注意急性右心室心梗发生数小时后所有心电图指标的变化即开始消退，而血流动力学的改变可能比心电图的变化更明显。

第四，超声心动图显示右心室内径增大，右心室壁活动异常，但无心包积液，据此有助于与心包积液区分开。

第五，无左心力衰竭竭且对治疗有较好反映的病人，可在数周至数月恢复正常。而有左心力衰竭竭的患者预后差。

右心室梗死的治疗原则

第一，治疗有低血压的右心室心梗时，必须动态地判断患者有无左心室功能衰竭。要看患者肺部有没有湿啰音，有无肺瘀血。需要考虑患者的低血压是由右心力衰竭竭单独引起的，还是由左右心力衰竭竭共同引起的，这对治疗决策很关键。单独由右心力衰竭竭引起的低血压，可能需要大量补液，而同时有左心力衰竭竭的患者大量补液时需谨慎。这对预后的判断也很重要，前者的预后要好，许多患者可在数周至数月恢复正常；而后者的预后要差，死亡率高。

第二，容量很重要。体循环与肺循环的血流量是相等的，但是体循环的血容量比肺循环的血容量要大。机体处于安静状态时，肺部的血容量约为450 mL，约占全身血量的9%。左心力衰竭竭导致肺循环瘀血，右心力衰竭竭导致体循环瘀血，由于体循环的容积大，肺循环的容积小，右心力衰竭竭会导致更多的血液瘀积。因而容量显得更为重要，可能需要大量补液来维持前负荷，而影响前负荷的不利因素（如硝酸甘油扩张静脉）则要尽量避免。

第三，右心梗死引起右心力衰竭竭伴低血压且无左心力衰竭竭时，宜扩张血容量。可在血流动力学监测下补液，直到低血压得到纠正或肺毛细血管压达 1.99 ~ 2.39 kPa（15 ~ 18 mmHg），24 h 内可静脉输液 3 ~ 6 L，其目的是维持右心室前负荷。如输液 1 ~ 2 L 或输入更多液体后低血压仍未纠正，则进一步补充血容量用处不大，并且可能产生肺瘀血，此时宜用正性肌力药，尤其是多巴酚丁胺，或者其他新型的正性肌力药。需要特别注意，扩张血容量的前提是右心力衰竭竭伴低血压且无左心力衰竭。无低血压则无须扩张血容量。有左心力衰竭竭要慎重扩张血容量，同时要意识到此时病情更严重。ICU 的患者一般由其他科室转入且已经进行了初始的治疗，情况会更复杂，可能容量不足，也可能已经补入了过量的液体，所以监测很重要。

第四，利尿剂一般要慎用，主要是因为利尿剂影响容量。但并非不可使用，早期尽量避免使用，以免降低前负荷，后期则可能需要使用，有利于将多余的水分排出。

第五，右心室衰竭时对于硝酸甘油要特别慎用。硝酸甘油虽然能扩张冠状动脉，但是也能引起全身的静脉扩张。静脉的数量多、口径粗、管壁薄、容量大。机体处于安静状态时，循环血量的60% ~ 70% 容纳在静脉系统中。静脉有较大的可扩张性，当静脉的口径或截面形状发生较小变化（如由圆形变成椭圆形或由椭圆形变成圆形）时，静脉内容纳的血量就可发生很大的变化，并使回流到心脏的血量发生明显改变。而在发生这些变化时静脉内压力的变化却很小。因此静脉在血管系统中起着血液储存库的作用，在功能上将静脉称为容量血管。右心室梗死引起右心室衰竭时对于硝酸甘油要特别慎用，有时候很小的剂量即可引起明显的血流动力学改变。

第六，血管扩张剂应慎用，但并非不可使用。使用血管扩张剂的前提是要保证血压。下列两种情况可能需要使用血管扩张剂：一是同时有左心力衰竭竭；二是容量不足已得到补充。此时使用血管扩张剂能减少左心室流出道阻力，反过来又降低左心室舒张压、左心房和肺动脉压，从而降低右心室流出道阻力，增加右心室输出量。此时应使用扩张动脉的硝普钠，而不宜使用以扩张静脉为主的硝酸甘油。

第七，右心力衰竭竭时正性肌力药常常是不可缺少的治疗，特别是多巴酚丁胺，或者其他新型的正性肌力药。

第八，重症者要尽早进行机械通气治疗。症状较重时，比如疼痛明显、全身大汗，刚入院时血压就很低或存在难以纠正的低血压，同时有左心力衰竭竭，有意识障碍（如烦躁不安或反应迟钝），存在明显缺氧的情况，要当机立断，尽早进行机械通气治疗。

第九，症状较重的右心室心梗患者，特别是存在难以纠正的低血压时，要慎重使用抑制心脏的药物，诸如利多卡因、胺碘酮、普罗帕酮、美托洛尔等。此时可能很小的剂量就会导致心跳停止。有的医生看到频发的室性期前收缩或室性心动过速习惯立即给予利多卡因，此时极易出现心跳停止，而此种情况下如果积极维持血压、立即上呼吸机纠正缺氧，则频发室性期前收缩或室性心动过速可能会很快消失。

第十，积极进行溶栓治疗，同时抗凝、抗血小板。有条件者可进行经皮冠状动脉介入治疗（PCI）。

神奇的肝素

【导言】肝素在ICU的用途非常广，在封管、置管、预冲管、CRRT、溶栓、抗凝等过程中均有涉及，几乎无处不在。肝素分为普通肝素和低分子肝素，它们的抗凝机制有差别，用途也有区别。

肝素是体内和体外重要的抗凝物质

肝素最早从肝脏中取得，故而得名。人体内的肝素主要由肠黏膜的肥大细胞合成，在肺、心、肝、肌肉等组织中含量丰富，生理情况下在血浆中含量甚微。临床所用肝素多从猪的肠黏膜和肺脏以及牛的肺脏中提取。

肝素是体内和体外重要的抗凝物质，但是，肝素本身的抗凝作用却很弱，它主要通过增强抗凝血酶Ⅲ的活性而间接地发挥抗凝作用。抗凝血酶Ⅲ是体内最重要的抗凝血物质。

在凝血过程中，抗凝血的制约和调节机制始终存在。正常人每1 mL 血浆中约含 300 单位的凝血酶原，在体外试管的凝血反应中，这些凝血酶原可被全部激活，但在生理性止血时，每 1 mL 血浆所表现出的凝血酶活性很少超过 8 ～ 10 单位，凝血酶的活性在体内外相差 30 倍以上，这表明正常人体内有很强的抗凝血酶活性。确实，人体内含有多种天然抗凝物质，这些物质大多在凝血过程启动后由激活的凝血因子所活化，反过来对凝血过程的一些环节加以控制，使凝血过程在适当的情况下终止。

体内较重要的生理性抗凝物质有丝氨酸蛋白酶抑制物、蛋白质 C、组织因子途径抑制物、肝素等。其中丝氨酸蛋白酶抑制物中的抗凝血酶Ⅲ（AT–Ⅲ）最重要，它占血浆凝血酶抑制物活性的 75%，由肝脏和血管内皮细胞产生。抗凝血酶Ⅲ通过与凝血酶（FⅡa）及凝血因子 FⅨa、FⅩa、FⅪa、FⅫa 等分子活性中心的丝氨酸残基结合而抑制其活性。抗凝血酶Ⅲ对 FⅡ、FⅦ、FⅨ、FⅩ、FⅪ、FⅫ及前激肽释放酶（没有用罗马数字编号的凝血因子）均有抑制作用。在缺乏肝素的情况下，抗凝血酶Ⅲ的直接抗凝作用慢而弱。正常情况下，循环血液中几乎无肝素存在，抗凝血酶Ⅲ主要通过与内皮细胞表面的硫酸乙酰肝素结合而增强血管内皮的抗凝功能。

肝素能和抗凝血酶Ⅲ的赖氨酸基团结合，而使抗凝血酶Ⅲ的抗凝作用增强 2 000 倍以上。其原理是：肝素分子与 AT－Ⅲ结合后，使 AT－Ⅲ构型改变，活性部位充分暴露，并迅速与 FⅡa、FⅨa、FⅩa、FⅪa、FⅫa 等结合形成复合物，一旦形成复合物，肝素又从复合物上分离，再与另一分子 AT－Ⅲ结合而反复利用。AT－Ⅲ与凝血因子复合物则被单核 – 巨噬细胞系统所消除。FⅡa 和 FⅩa 对肝素 / AT－Ⅲ复合物最敏感，而且 FⅡa 的敏感性比 FⅩa 高 10 倍。

缺乏抗凝血酶Ⅲ，肝素的抗凝作用很弱；缺乏肝素，抗凝血酶Ⅲ的抗凝作用也很弱。但是，肝素与抗凝血酶Ⅲ结合后，使抗凝血酶Ⅲ的抗凝作用增强了 2 000 倍。正常情况下，循环血液中肝素含量甚微，但抗凝血酶Ⅲ在血浆中广泛存在。

普通肝素与低分子肝素

肝素是一种酸性黏多糖，天然肝素分子量在 3 000 ~ 57 000，平均为 15 000，相当于 45 个单糖（糖单位）链，是一种混合物。分子量低于 6 500 的肝素称为低分子肝素。低分子肝素可从普通肝素中直接分离而得，也可由普通肝素降解后再分离而得。即普通肝素里含有低分子肝素。低分子肝素的平均大小约为普通肝素的三分之一，平均 15 个糖单位。

低分子肝素具有选择性抗 FⅩa 活性，而对 FⅡa 及其他凝血因子影响较小的特点。这是因为：肝素对 FⅡa 发挥作用，必须与 AT－Ⅲ以及 FⅡa 三者互相结合形成复合物，这要求糖单位的数目要达到 18 个或者 18 个以上。而肝素对 FⅩa 发挥作用，则只需与 AT－Ⅲ结合即可，肝素本身不需与 FⅩa 同时结合（当然，AT－Ⅲ须与 FⅩa 结合），不要求糖单位的数目达到 18 个以上。低分子肝素的分子链短，一半以上小于 18 个糖单位，它们与 AT－Ⅲ结合后，难以再与 FⅡa 结合，故无法抑制 FⅡa 的活性，却可以抑制 FⅩa 的活性。低分子肝素抗 Ⅹa/Ⅱa 活性的比值为 1.5 ~ 4.0 或更高，而普通肝素分子多数在 18 个糖单位以上，对于 Xa 和 IIa 的灭活比例几乎是一样的，约为 1:1。

低分子肝素的这一特点使得它保持了肝素的抗血栓作用，而降低了出血的危险。这是因为：体内必须保持适度的凝血酶 $FIIa$ 活性，才能保证不发生出血的风险。而过多的凝血因子被激活则可能发生血栓。低分子肝素不抑制凝血酶 $FIIa$ 活性，保持相对正常的凝血功能，而选择性地抑制 FXa（要知道 FXa 是凝血过程中一个枢纽性因子）的活性，使得凝血过程（可能是异常启动的）被抑制，从而不会产生过多的凝血酶 $FIIa$ 而起到抗凝作用，防止血栓形成。

要理解这一点必须明白各种凝血因子在凝血过程中的作用，如果把凝血过程看作是人体对付出血的战争，那么，$FIIa$（凝血酶）就是拿枪的正规军人，而 FXa 是还没有配枪的预备役军人，凝血过程就是为预备役军人配枪使之转化为正规军人的过程。要知道在人体对付出血的战争中，既要把血止住，还不能因止血过度而形成血栓。所以，适当的正规军人能保证安全（止血），但是把过多的预备役军人都转化成正规军人后，又会使正规军的队伍庞大臃肿而出现行动不便等副作用（即凝血过度形成血栓）。普通肝素对 $FIIa$（正规军人）和 FXa（预备役军人）都抑制，相当于不分青红皂白把正规军人和预备役军人全都抑制住，结果虽然避免了行动不便等副作用（凝血过度形成血栓），但是当危险发生时却束手无策，眼睁睁看着出血。而低分子肝素不抑制 $FIIa$（正规军），选择性抑制 FXa（预备役），也就是不影响正规军的战斗力，只是不让预备役军人转化为正规军人，这样不仅避免了行动不便等副作用（凝血过度形成血栓），而且当危险发生时，又有活力正常的正规军挺身而出，避免发生出血。当然如果危险很大，正规军被消耗殆尽，而低分子肝素用量又大，使得预备役军人不能被动员活化为正规军人，也会出血。

低分子肝素的这一特点很重要，为了便于理解，可用治理交通堵塞来说明。FIIa 好比为公交车和出租车，不管平时还是节假日，一直在马路上跑动运输，也不会堵塞交通（形成血栓）；FXa 好比为私家车，平时不上路，一般停在家，节假日出动，可能会导致交通堵塞（形成血栓）。肝素和低分子肝素是治理交通堵塞的交警，肝素的做法是，不管是私家车（FXa）还是公交出租车（FIIa）统统限制上路，这样没有了交通堵塞，但是也影响了出行；低分子肝素的做法是，只限制私家车（FXa），不限制公交车和出租车（FIIa），所以既治理了交通堵塞，又不影响人们出行。

低分子肝素由于来源和制作方法不同，有许多种类，其分子量和硫酸化程度各异。临床上常用的制剂有依诺肝素、替地肝素、弗希肝素、洛吉肝素和洛莫肝素等，商品名较多。依诺肝素为第一个上市的低分子肝素，系从猪小肠黏膜制得，分子量为 3 500 ~ 5 000，抗 Xa/IIa 活性的比值大于 4。

肝素与低分子肝素的比较如下。

一是用药方法：肝素低剂量皮下注射几乎无效，大剂量皮下注射有效，但是生物利用度与静脉注射差别明显，故临床上一般静脉用药；而低分子肝素皮下用药效果好。

二是生物利用度：肝素低，低分子肝素高。

三是半衰期：肝素短，为 30 ~ 150 min；低分子肝素长，为 3 ~ 4 h。

四是抗凝活性预测性：肝素抗凝效果无法预测，须监测活化部分凝血活酶时间（activated partial thromboplastin time，APTT）；而低分子肝素的抗凝活性具有可预测性，按体重给药会产生预期抗凝效果，无须监测。

五是干扰血小板功能：肝素大，低分子肝素小。

六是与天然灭活剂血小板第四因子（PF4）反应：肝素易被灭活，低分子肝素不易被灭活。

由于以上特点，在急性冠脉综合征时多用低分子肝素，在静脉血栓栓塞症的预防与治疗中多用低分子肝素；心脏手术因为低分子肝素半衰期长，不易被鱼精蛋白中和，仍多用普通肝素；血液透析和 CRRT 中则两者均有用。

肝素的其他治疗作用

除抗凝作用外，肝素还有以下作用。

一是调血脂作用：肝素可使血管内皮释放脂蛋白酯酶，水解血中乳糜微粒和 VLDL 而发挥调血脂作用。

二是抗炎作用：肝素可抑制炎症介质的活性和炎症细胞的活动，呈现抗炎作用。

三是抗血管内膜增生作用：肝素可抑制血管平滑肌细胞增生，起到抗血管内膜增生等作用。

四是抑制血小板聚集：这可能是继发于抑制凝血酶的结果（因为凝血酶促进血小板聚集）。

监测

APTT 是在血浆中加入 APTT 试剂（接触因子激活物 + 磷脂）和 Ca^{2+} 后，观察血浆凝固所需的时间。APTT 主要反映肝素的抗 IIa 活性，使用低分子肝素 APTT 变化不大。高浓度肝素抗凝（体外循环手术、PCI 术中）不宜使用 APTT 监测，此时测定值偏离实际值。

活化全血的凝血时间（activated clotting time of whole blood, ACT）

175

的测定是在含全血的试管中加入白陶土－脑磷脂混悬液，充分激活因子ⅩⅠ、ⅩⅡ，测定凝固所需时间。其测定使用全血，可床旁检测，方便快捷，适用于体外循环手术、PCI 术等。

比较而言，APTT 精确，与肝素的用量和出血并发症的相关性强，但监测需离心用血浆，商品试剂差别大；ACT 简便，但与肝素用量的相关性不如 APTT。推荐同时监测 APTT 和 ACT。

个体对肝素作用的差异很大，监测肝素的血液浓度没有意义。

低分子肝素抗凝的监测指标主要是抗 FXa 活性。

不良反应

肝素的不良反应有：出血、血小板减少、过敏、骨质疏松、骨折、发热、孕妇早产及死胎、哮喘、荨麻疹、结膜炎等。

肝素化

一般情况下，血液肝素化所需的肝素量为 100 U/kg（按体重计算）。如一位体重为 70 kg 的成年人，血液肝素化所需的肝素量为 7 000 U，每支肝素量为 12 500 U（100 mg），7 000 U 约为半支多一点。肝素化所需量与 24 h 应使用肝素总量是两个不同的概念，这里要考虑到肝素的半衰期为 30 ~ 150 min，所以 24 h 应使用肝素总量比 7 000 U 要多。笼统的估计一个成年人初始肝素化所需肝素量为 0.5 ~ 1 支，保持肝素化 24 h 所需肝素总量为 1 ~ 2 支或更多（包括初始的 0.5 ~ 1 支）。

使用低分子肝素时，根据 1 mg 的鱼精蛋白可中和的普通肝素和低分子肝素的量分别为 100 U 和 100 AXaIU（对抗 Xa 国际单位），即 100 U 普通肝素的活性和 100 AXaIU 低分子肝素的活性相当，由此估算一个体重为 70 kg 的成年人初始肝素化所需的低分子肝素的量为 7 000 AXaIU。

肝素化所需肝素或低分子肝素的量因人而异，差别较大，这是因为肝素或低分子肝素所作用的对象，即 $FⅡa$、$FⅩa$ 以及 AT-Ⅲ，在每个人体内的浓度差别比较大的缘故。

如果一个成年人在数小时（比如五六个小时或更短）内使用肝素的量超过 1 支（12 500 U），或者使用低分子肝素的量超过两支（约10 000 AⅩaIU），有可能会过量。

过量的处理

肝素轻度过量，停药即可。如严重出血可缓慢静脉注射硫酸鱼精蛋白。鱼精蛋白系从适宜的鱼类（鲑鱼、鳟鱼、鲱鱼等）的新鲜成熟精子中提取的一种碱性蛋白质的硫酸盐，为强碱性蛋白质，带有正电荷，而肝素具强酸性，带有大量负电荷，两者可结合成稳定的复合物而使肝素失活。鱼精蛋白的使用量可与最后一次肝素的使用量相当，每 1 mg 的鱼精蛋白中和 100 U 肝素，每次剂量不可超过 50 mg，2 h（鱼精蛋白有效持续时间）内不宜超过 100 mg。由于肝素在体内迅速降解，在注射肝素 30 min 后，每 100U 肝素只需用 0.5 mg 的鱼精蛋白即可中和。如果是静脉点滴或微量泵输注肝素则仅仅中和最后 2 ~ 3 个小时内输注的肝素即可。

低分子肝素过量也可用鱼精蛋白中和。目前低分子肝素的规格用对抗 Ⅹa 国际单位标注（AⅩaIU），1 mg 鱼精蛋白可中和100 AⅩaIU 的低分子肝素。如果是皮下注射，要考虑到低分子肝素的吸收动力学，要求在 24 h 内分 2 ~ 4 次注射所计算的鱼精蛋白总量。低分子肝素的抗凝活性不能被鱼精蛋白完全中和，鱼精蛋白可以完全中和低分子肝素抗Ⅱa 的活性，使 APTT 恢复，但只能中和 60% 抗Ⅹa 活性。

肺血栓栓塞

【导言】多年前专家们非常强调对肺栓塞的忽视现象，那时认为肺栓塞很常见但人们常常视而不见。近年来医务人员对肺栓塞的诊断越来越重视，检查手段也越来越多，肺栓塞被漏诊、误诊已比较少了。但也出现了常把不明原因猝死归因于肺栓塞的情况，使肺栓塞也"背了不少黑锅"。本文叙述肺栓塞的独特之处。

肺栓塞（PE）是指各种栓子阻塞肺动脉系统所导致的一组疾病或临床综合征。包括肺血栓栓塞、脂肪栓塞、羊水栓塞、空气栓塞等。肺血栓栓塞症（PTE）是PE中最常见的类型，占PE的绝大多数，通常所称的PE即指PTE。

肺动脉里流的是静脉血

肺动脉的血从右心室射出，属于静脉血。所以，肺动脉里流的是静脉血。

肺血栓栓塞的栓子是静脉血栓

PTE的栓子来自静脉系统或右心，属于静脉血栓。

肺的血供和氧供

肺组织接受肺动脉、支气管动脉的血供。肺动脉里流的是静脉血，支气管动脉里流的是动脉血。

肺的氧供：（1）肺动脉提供的氧气；（2）支气管动脉提供的氧气；

（3）肺泡内气体的直接弥散；（4）当肺动脉阻塞时，阻塞远端的肺动脉压力降低，肺静脉（肺静脉里流的是动脉血）的血可逆行滋养肺组织。

所以 PTE 时很少发生肺梗死。

肺栓塞的识别

症状：特异性不强，差别很大，有的无症状，严重的会引起缺氧和血流动力学的急剧恶化。

心电图：多数表现为非特异性的心电图异常，典型者出现 $S_I Q_{III} T_{III}$。

实验室：可有低氧血症的表现，D– 二聚体升高。

影像：肺动脉造影、螺旋 CT 肺动脉造影、MRI 肺动脉造影、放射性核素扫描均可明确诊断，尤其是螺旋 CT 肺动脉造影快速方便。所以，当怀疑 PTE 时，由于其他指标的特异性均不强，若无禁忌证时应尽快安排 CT 肺动脉造影确诊。

急性期处理要点

一般处理：入住 ICU 的 PTE 患者多数症状较重，一般处理和器官功能支持非常重要，特别是呼吸和循环支持。

针对血栓的处理，包括抗凝、溶栓、手术取栓、介入抽吸血栓、放置腔静脉滤器等。大多数患者抗凝治疗效果较好，可酌情考虑溶栓、手术取栓、介入抽吸血栓、放置腔静脉滤器。

小结

PTE 的症状和体征特异性不强，当怀疑 PTE 且无禁忌证时，尽快安排 CT 肺动脉造影确诊。由于肺的血供和氧供的特点，PTE 时很少发生肺梗死。重症 PTE 发病初期突发的缺氧和血流动力学的急剧恶化是致死的主要原因，所以急性期的器官功能支持治疗非常重要。由于 PTE 的血栓属于静脉血栓，所以抗凝治疗效果较好，溶栓治疗的时间窗和动脉血栓也不一样，一般定为 14 天。PTE 的血栓在右心系统，属于静脉血栓，手术取栓和介入抽吸血栓要比动脉血栓容易一些。

产科重症

【导言】产科最常见的重症有大出血、羊水栓塞、子痫等，最常见的病理生理综合征是休克和弥散性血管内凝血（DIC），本文把这几种情况的特殊注意点列出来。

产科大出血

大出血是最常见的产科重症，要认真分析出血原因，是宫缩乏力，还是胎盘因素，还是软产道损伤，还是凝血功能障碍，要选择合适有效的方法止血。无论任何方法，关键是要有效。要尽量避免各种方法挨个上，最后却由于力度不够或者方法不当，使得出血时间持续过长，失血过多，导致严重休克和 DIC。

羊水栓塞

羊水栓塞（AFE）是一种急性的产科严重并发症，是发生在分娩过程中，由羊水成分流入母体循环引起的以缺氧、低血压、癫痫和 DIC 突然发作为特征的综合征。

目前对于 AFE 的诊断，在临床上仍然采用排除性的方法，即无法用其他疾病解释的突发性急性低血压或心脏停搏，急性缺氧或凝血功能障碍等综合征，即诊断为 AFE。

AFE 的机制仍然不太清楚，过去认为 AFE 的肺血管阻塞是由于羊水或胎儿成分引起的机械性阻塞，故将此综合征命名为"羊水栓塞"。新的研究发现，对胎儿成分的变态反应所引起的肺血管痉挛才是主要原因。因此，目前认为 AFE 是一种免疫炎症反应。实际上将该病称为"羊水栓塞"并不合适。作为 ICU 医师，要理解 AFE 的病理生理，不要局限于"栓塞"两字，在某种程度上，AFE 更像是一种特殊的过敏性休克。

近年来的研究表明，分娩过程不仅仅是靠激素的调节，炎症介质在人类分娩中也起着至关重要的作用，分娩在一定程度上也受炎症反应的调节。炎症反应的失控可能也是 AFE 的重要机制。

产科医师和 ICU 医师要明确这样的认识：虽然 AFE 发病机制不很清楚，但是可以取得很好的疗效。随着重症产科的发展，AFE 的病死率已显著下降。AFE 的最初治疗主要是：纠正休克、纠正低氧血症、DIC 的治疗、抑制免疫炎症反应、脏器功能的支持。

产科医师和 ICU 医师还要清楚地意识到，AFE 的有效治疗窗很短，可能仅有数小时，发现 AFE 的迹象时要尽快开始治疗，尽量避免过多的会诊、讨论，以免延误治疗。

子痫

子痫时会发生孕产妇抽搐，是需要紧急处理的产科严重急症，需要立即控制抽搐和解痉治疗。控制抽搐首选苯二氮卓类（地西泮、咪达唑仑等），也可选用巴比妥类，或右美托咪定、丙泊酚等。解痉治疗则选用硫酸镁。

控制抽搐和解痉治疗是两项措施，都很重要。硫酸镁的解痉治疗主要用于缓解全身小动脉的痉挛，是治疗子痫的基础，贯穿整个治疗过程。虽然硫酸镁也有抑制抽搐的作用，但是效力不足以控制好抽搐。所以抽搐发生时仍需苯二氮卓类等镇静抗惊厥药物来控制。抽搐对孕产妇的影响很大，要尽快控制好，要避免用了许多种药，却因用量不够，或者选药不合适，或者给药方式不合适，从而导致抽搐控制不理想，使产妇较长时间处于抽搐状态。

地西泮和咪达唑仑在 ICU 很常用，用法在这里就不再叙述了。硫酸镁的用法是：首次负荷剂量 10 mL 的 25% 硫酸镁加入 20 mL 的 10% 葡萄糖中，缓慢静脉推注，5 ~ 10 min 推注完毕。然后将 60 mL 的 25% 硫酸镁加入 500 mL 的 5% 葡萄糖中，静脉滴注，滴速 1 ~ 2 g/h。如果用微量泵泵入则能更好、更方便地控制速度。

产科休克和 DIC

产科大出血、羊水栓塞等重症，最容易导致休克和 DIC，这也是导致产妇死亡的主要原因。预后与休克和 DIC 的严重程度，以及持续的时间长短有关。持续时间较短，预后较好；持续时间长则预后差。如果能在数小时内控制住原发病，纠正好休克，凝血功能好转，一般预后好；超过 24 h，各项指标仍然不好者，预后可能要差。所以早期治疗到位和原发病控制非常关键。

重症创伤

【导言】ICU 的创伤患者大都病情重，多数昏迷，不能自诉症状。其往往受伤部位多，涉及颅脑、五官、胸部、腹部、脊柱、骨盆、四肢等。

而且这些患者多有休克、呼吸困难，既要抗休克治疗，又要插管上呼吸机，还得请相关科室会诊。因此 ICU 医生要准确把握各系统创伤情况，做到心中有数，才不会顾此失彼。本文把需要特别关注的情况梳理出来。

颅脑

颅脑方面须注意如下几项。

1.CT 扫描对于颅脑外伤患者来说是最重要的检查，昏迷或有意识障碍的患者，条件许可时要尽快进行 CT 检查。如果呼吸不畅要使用呼吸机，并进行 CT 检查，不要有"等"和"拖"的思想，想等到情况稳定时再去检查，但多数时候却是越等情况越不稳定。

2. 重视 CT 的复查，相当多的颅脑损伤患者，入院时 CT 无异常或有小的问题，且没有手术适应证，但是在入院后很短时间内情况就有可能发生变化。有意识障碍者最好 6 h 内复查，病情如果有变化，特别是瞳孔变化、呼吸变化、意识障碍程度加深，要及时复查，以免错过手术时机。也有一些病人会在一两天或更长时间后出现颅内血肿或原有血肿增大，因此每个阶段的复查都是很重要的。

3. 有的患者有昏迷史，但很快醒来，此时仍不可放松警惕，部分患者是脑震荡，醒来后不再昏迷，还有部分患者处于中间清醒期，可能会再度昏迷。中间清醒期的机制：第一次昏迷是原发损伤的表现，第二次昏迷是继发损伤的表现，原发损伤和继发损伤之间可能有中间清醒期，也可能重叠而无中间清醒期。

4. 有些患者 CT 显示损伤不严重，但意识障碍程度很深，可能存在弥漫性轴索损伤（DAI）。对 DAI 要有足够的重视，CT 扫描结果与症状不相符时可能有 DAI。

5. 幕上血肿超过 30 ~ 40 mL，小脑血肿超过 15 mL，中线偏移超过 1.5 cm，颅骨凹陷超过 1.5 cm，一般考虑手术治疗。

6. 无自主呼吸一般不主张手术，但也不是绝对的，要视情况及家属意愿而定。不主张手术不是因为不需要，而是因为手术预后差，意义不大。

7. 双侧瞳孔固定散大，一般也不主张手术，也是因为手术预后差，意义不大。但是对于瞳孔刚刚扩大的情况，一两个小时之内进行紧急手术可能会有效果。

8. 手术患者的预后差别很大，有时手术很成功，但是病人不能醒来，可能同时合并 DAI，也可能脑组织受损严重功能难以恢复，还可能与手术时机等有关系。

9. 脑水肿导致脑血流灌流差，可引起动脉闭塞而形成脑梗死，要在入院时与家属做好沟通和告知。

10. 小的硬膜外血肿或硬膜下血肿不要用甘露醇，以免使脑组织体积变化而造成血肿增大。

11. 靠近颅底部脑组织挫伤严重者，特别是双侧颅底、前颅窝、脑干周围脑组织挫伤严重，环池已不显现，尽管并无大的血肿，中线也不偏移，但是预后差，要高度警惕。

12. 枕骨大孔疝（小脑扁桃体疝）的主要表现是昏迷和呼吸抑制，早期瞳孔并不扩大。小脑幕切迹疝（颞叶钩回疝）会有瞳孔扩大，但瞳孔扩大不一定是脑疝，如果意识尚好而瞳孔扩大多为动眼神经受损。颞叶钩回疝出现的瞳孔扩大也是由于颞叶钩回向幕下疝入压迫动眼神经所致。

13. 头皮撕裂伤时，有时伤口很小，但有小血管破裂，可能会出血过多而导致休克。

五官

五官方面须注意如下几项。

1.面部及五官容易受伤，骨质薄弱易骨折。如有螺旋CT尽可能三维重建，骨折一般能及时发现。

2.眼部受伤要注意眼球有无破裂，有时会因为肿胀严重而没能及时发现，可进行CT扫描帮助诊断。还要注意有无视神经损伤及视网膜脱落。

3.鼻部、口腔有时出血难止，要及时会诊处理，以免出血过多导致休克。

颈椎

颈椎方面须注意如下几项。

1.颈椎颈髓容易受伤还容易漏诊，特别是昏迷的创伤患者，往往注意力集中在颅脑检查上，而忽视了颈椎颈髓的检查。

2.怀疑颈髓损伤时，尽量做MRI检查，无法进行MRI检查时，先进行CT扫描。

3.颈椎有骨折时，及时请骨科会诊，需要手术时要及时手术，如不需要手术，可根据病情采用颈托、沙袋固定，也可骨牵引、皮牵引。

胸部

胸部方面须注意如下几项。

1.重视胸部骨折的诊断，肋骨最易骨折，但是锁骨、胸骨、胸椎、肩胛骨也经常骨折。多发创伤患者要做胸部CT扫描，要做骨骼的三维重建，重建范围要包含肋骨、锁骨、胸骨、胸椎、肩胛骨，以免漏诊。

2.要重视肺挫伤的诊断与治疗，肺很容易受到挫伤，CT检查可明确。

3. 多发肋骨骨折时一般会有肺挫伤，容易出现 ARDS。入科时要预估是否需要上机以及需要带机的时间。一侧的肋骨骨折超过 5 根时上机可能性大，勿乐观估计病情，必要时要尽早上机。骨折根数越多，需要机械通气的时间越长，机械通气的天数约等于肋骨骨折的根数。

4. 反常呼吸、连枷胸需呼吸机治疗，要尽早上机。

5. 估计不能很快脱机者，尽早气管切开，早切开益处多。

6. 不上机者鼓励咳嗽，适当镇痛，适当拍背。

7. 注意血气胸的诊断及复查，多数患者入院时并无血气胸，有的数小时后复查即已存在严重血气胸，有的数天后复查发现胸腔积液（一般为血性）。要及时放置胸管，如果既有气胸又有血胸者应放两个管，一个引气，一个引液（血），不要省事只放一个管，导致气和液（血）引流都不彻底。严密观察引流管和水封瓶情况，水封瓶内有气泡随呼吸冒出说明肺的破损没有闭合，仍在漏气；水封瓶内不再冒气泡而且引流管内液柱随呼吸波动说明肺的破损已闭合，不再漏气，两三天后可以考虑拔管；如果水封瓶内不冒气泡但是引流管内液柱也不波动，还需要排除引流管堵塞的可能。负压通气（病人自主呼吸）吸气时引流管内液柱的高度在液平面以上，正压通气（呼吸机）吸气时引流管内液柱的高度在液平面以下。

8. 血性引流液大于 200 mL/h 是手术适应证的表现。血性引流液突然减少时还要注意有无血块堵塞引流管，要及时复查 CT。

9. 气胸多数在 1 ~ 2 周恢复好。

10. 拔管时要注意胸管有侧孔，不要由于拔管而形成气胸，胸壁很薄者容易在拔管时出现气胸。

11. 注意有无心包填塞和心脏破裂，外伤时偶尔会发生心包填塞和心脏破裂，CT 扫描可发现。

膈肌

外伤时有时会发生膈肌破裂，多数表现为腹部内容物疝入胸腔，CT扫描有助于检查判断。

腹部

腹部要注意如下几项。

1.脾破裂最多见，多数容易诊断，B超、CT并结合腹腔穿刺术可确诊。对于入院时B超检查结果为阴性者仍要警惕，注意复查，特别是昏迷且血压低者更要复查，一旦确诊需手术治疗。部分患者在受伤数天后出现脾破裂症状，此种情况多为受伤时脾脏有破裂但是包膜没有破裂，数天后包膜破裂才出现明显症状，一旦发现应立即手术。

2.肝脏破裂多数也容易诊断，轻微挫裂伤可以修补，裂伤大难以修补者可考虑肝叶切除，有条件时也可考虑肝动脉栓塞。

3.肾脏破裂或挫伤多有血尿，B超、CT一般可确诊，酌情考虑手术。

4.要警惕膀胱破裂和尿道撕裂伤，对于血尿或者导不出尿的患者要考虑到膀胱破裂的可能，美蓝试验有时可帮助诊断。

5.外伤时很容易发生胃肠破裂，且易在初期漏诊。神志清醒者容易诊断，昏迷且其他多处部位和多个脏器有伤者，胃肠破裂最易被掩盖。CT扫描若发现腹腔有气体即可诊断。对昏迷患者也要重视腹肌紧张度的检查，腹肌紧张者要警惕胃肠破裂。血压不低但心率快、白细胞指数高者要警惕胃肠破裂。超声、CT检查有腹腔积液但是量不多时也要警惕胃肠破裂。怀疑胃肠破裂时要做腹腔穿刺术，可能需要多处穿刺，一处阴性不能排除，一次阴性也不能排除。排除胃肠破裂穿孔之前不能进食。

6.腹腔有积液，但是超声、CT检查发现肝、脾、肾等实质脏器完好没有破裂，此时还要考虑到肠系膜的挫伤出血，及时探查，肠系膜挫伤出血需要手术治疗。

7. 腹膜后血肿视情况决定是否手术，多数并不主张手术。

8. 腹部手术时要仔细检查有无肠壁挫伤，如果有则要认真修复，以防发生术后粘连性肠梗阻。

骨科情况

骨科方面须注意如下几项。

1. 锁骨骨折一般不易漏诊，但是对于昏迷患者，有时 X 线或 CT 检查未将全部锁骨包含在影像图片内，只注意肺部情况，从而导致漏诊的可能。

2. 脊柱骨折通过 CT 扫描三维重建，一般不会漏诊。脊柱骨折时要注意检查脊髓和神经损伤情况。

3. 胸骨骨折，X 线或 CT 检查，容易发现。

4. 骨盆骨折，X 线或 CT 检查，容易发现。若骨盆骨折出血量较大，易导致腹膜后血肿。

5. 四肢骨折，一般不会漏诊，但要注意检查神经血管受损情况。血运不好要及时探查血管，不要急于做骨折固定手术。挤压伤压力过高时要及时切开减压。要经常检查血运情况、观察动脉搏动与皮肤温度，针刺实验、压迫实验有助于观察相关情况。血运不好保肢无望要及时与家属沟通尽早截肢，避免拖延截肢最后导致器官衰竭而死亡。

引流管情况

引流管须注意如下几项。

1. 要根据引流部位放置粗细、硬度合适的引流管，避免引流管太细或太软导致引流不畅或堵管。

2. 认为引流管可放可不放时一定要放置，如果应该放置引流管而没有放置，术后将难以弥补。

3. 何时拔管要根据引流量、引流液性质以及放置的天数综合决定。

4. 对于有负压装置的引流管，拔管时不要带负压拔管，带负压拔管容易断管，也容易损伤组织。

5. 拔管时尽量与手术科室沟通，最好由手术者拔管，因为手术者了解引流管的放置情况，特别是引流管有修剪、有加孔的情况，拔管时容易断管，要警惕。

6. 胸腔引流管拔管时注意不要造成气胸，因为胸管是有侧孔的，特别是胸壁很薄的患者。

止血带的使用

要会合理使用止血带，但要注意止血带使用不当会导致出血加重。比如部位不对、力量不够时，有可能没有阻断动脉，而只阻断了静脉，如同出水管畅通，而回水管阻塞，故出血会进一步加重。

术后情况

术后注意如下几项。

1. 术后患者心率快时要注意查找有无失血过多、输血不足、输液过多、输液不足等原因，及时化验检查，监测 BP、CVP 等，如有以上情况及时纠正。

2. 全麻术后病人要慎用美托洛尔、胺碘酮等，因为他们对于此类药物比平时更易出现副作用，有可能导致呼吸、心跳停止。

3. 全麻术后病人呼吸、心率、血压不稳定时不要急于撤机。

4. 有的老年人药物代谢慢，全麻术后可能两三天才能醒来。

5. 有的麻醉科医师为了使全麻患者尽快恢复呼吸，会使用新斯的明，偶尔有患者会出现胆碱能危象，有时一支新斯的明即可引起这种现象，表现为瞳孔缩小、出汗、呼吸道分泌物多，可用阿托品对抗。

心肺脑复苏

【导言】心肺复苏（cardiopulmonary resuscitation，CPR）是指针对心搏骤停所采取的紧急医疗措施，主要包括人工呼吸和心脏按压。而高质量的心肺复苏不但要恢复病人的心跳和自主呼吸，还要恢复中枢神经系统的功能，因此心肺复苏（CPR）应扩展为心肺脑复苏（cardiopulmonary cerebral resuscitation，CPCR）。实际上脑复苏并没有非常理想的特殊方法，常用的亚低温治疗和脱水降颅压治疗脑水肿，并非特殊的脑复苏方法。而只有快速有效地复苏心肺，尽早恢复脑血流，才最有利于脑功能的恢复，故心肺复苏是关键。尽管心肺脑复苏（CPCR）的叫法已提出多年，人们还是习惯于称心肺复苏（CPR）。完整的复苏过程分为三个阶段：基本生命支持、高级生命支持、复苏后治疗。

基本生命支持

基本生命支持（basic life support，BLS）又称初期复苏，或称心肺复苏，是心搏骤停后第一时间开始挽救病人生命的基本急救措施，包括胸外心脏按压、人工呼吸、早期除颤。

　　心搏骤停的快速识别十分重要，但也很困难。对于非专业人员一旦发现有人晕倒，只要其对拍打肩部和呼叫无反应，同时没有呼吸（不正常的喘息也要按呼吸停止处理），即可作出判断，立即开始进行 CPR。对于专业救援人员可再增加一项，即检查大动脉有无搏动，如果在 10 s 内还不能判断是否有搏动，也应立即开始 CPR。

　　胸外心脏按压的几个关键知识点是按压部位、按压方法、按压频率、按压深度。按压部位：胸骨中下 1/3 交界处，或两乳头连线中点胸骨上。按压方法：垂直按压，充分回弹。按压频率：100 ~ 120 次 / 分。按压深度：成人 5 ~ 6 cm，青春期前儿童约 5 cm，1 岁以内婴儿约 4 cm。这些数据也并非绝对，真正的按压标准应该是用最小的深度和最低的频率按压出较理想的血压（收缩压大于 90 mmHg）和氧饱和度（大于 90%）。在现场复苏中由于没有监护设备，无法得出血压和氧饱和度数值，则只好按上述标准按压。每个人的胸廓和心脏条件不一样，我们在 ICU 有监护条件的复苏过程中，经常遇到一些患者，对其按压频率须高于 120 次 / 分，才能按压出理想的血压和氧饱和度。也有少数患者，对其按压频率低于 100 次 / 分，也能按压出理想的血压和氧饱和度。在复苏成功的患者中，多数情况对其按压频率是高于 120 次 / 分的。

　　人工呼吸前要开放气道，因为昏迷病人常有舌后坠，或有分泌物、呕吐物及其他异物堵塞呼吸道，而造成呼吸道梗阻。开放气道包括两项内容：头后仰、清除异物。人工呼吸每次送气时间应大于 1 s，通气量以可见胸廓起伏为宜，成人为 500 ~ 600 mL。

　　心脏按压与人工呼吸的比例目前主张 30：2，也就是心脏按压 30 次，人工呼吸 2 次，循环进行。儿童心搏骤停多数是呼吸原因导致的，通气比例一般改为 15：2。

　　先吹气还是先按压？以前主张先吹气，即 ABC 的步骤，A 的意思是开放气道（Airway）；B 的意思是人工呼吸（Breathing）；C 的意思是建立有效的人工循环（Circulation），也就是胸外心脏按压。现在主张按 CAB 的次序，认为胸外心脏按压更紧急、更重要，而且 C 的意思直接表达为 Compressions，不再用原先的 Circulation。

早期除颤在心肺复苏中非常重要，约 85% 的成人心搏骤停最初发生的心律失常是心室颤动（VF）。无脉性室性心动过速（PVT）可在短时间内恶化为心室颤动，因此可以和心室颤动同等对待。电除颤是目前治疗心室颤动和无脉性室性心动过速最有效的方法。电除颤的原理是，用外加的高能量脉冲电流通过心脏，使全部或大部分心肌细胞在瞬间同时除极，造成心脏短暂的电活动停止，然后由最高自律性的起搏点（通常为窦房结）重新主导心脏节律。对于心室颤动病人，如果除颤延迟，成功率会明显降低。心室颤动后 4 min 内、CPR 8 min 内除颤可明显改善预后。目前我国一些城市已在机场、车站、体育场等公共场所备有自动体外除颤器（automated external defibrillator, AED），这种除颤器操作简单，非专业施救者也可使用。

高级生命支持

高级生命支持（advanced life support, ALS）是基本生命支持的延续，是以高质量的复苏技术、复苏设备和药物治疗为依托，进一步进行复苏的阶段。

高质量的复苏技术主要是利用专业人员的优势，在专门的复苏条件下进行的进一步的复苏。

复苏设备中最主要的是呼吸支持设备、监护设备和除颤仪。呼吸支持方面可以通过人工气道，使用呼吸机或简易呼吸气囊通气，能较好保证通气量和氧供。通过监护设备可以获得各种复苏参数，尤其是心电、血压、氧饱和度等最为重要。收缩压大于 11.99 kPa（90 mmHg），氧饱和度大于 90%，提示心脏按压效果较好。心电监护能直观地看到心脏复苏结果，同时还能很好地指导电除颤。心室颤动或无脉性室性心动过速（VF/PVT）称为可除颤心律，可以使用除颤仪除颤。无脉性电活动或心脏静止（PEA/asystole）称为不可除颤心律，无脉性电活动过去称为"电机械分离"，是指有心电活动但是无心脏的机械收缩，无脉搏。心脏静止即所谓的"心电图呈一直线"。无脉性电活动或心脏静止时电除颤没有意义，只需继续进行心脏按压并进行药物复苏。

对于无脉性电活动和心脏静止无需进行电除颤也有一些争议，工作中也遇到一些无脉性电活动和心脏静止经电除颤而恢复心跳的例子，甚至遇到过一些复苏无望而"死马当活马医"的患者，经过十余次电除颤而恢复心跳的例子，可能的原因有：药物和按压起了作用，电除颤只是巧合；无脉性电活动可能对电除颤还是敏感的；电除颤的电流可能对心肌起到一个刺激起搏的作用；可能还存在一些没有认识清楚的机制。目前只是认为无脉性电活动或心脏静止时电除颤没有意义，尚未认定为禁忌。

药物中，肾上腺素仍然是最主要的复苏药物，原理是利用其收缩血管的特性增加冠状动脉和脑的灌注压，使自助循环恢复。这一类药物对于可除颤心律（VF/PVT）和不可除颤心律（PEA/asystole）都适用。它们还能增强心肌收缩力，可使心室颤动由细颤波转变为粗颤波，提高电除颤成功率。

复苏后治疗

复苏后进入 ICU，或者在 ICU 复苏的病人，还会存在因全身各组织器官缺血缺氧造成的心、脑、肝、肾等多器官功能损伤衰竭等问题，有的病人可能还有严重的原发疾病，因此复苏后的治疗主要是维持呼吸循环稳定，改善重要脏器灌注，促进神经功能恢复，积极治疗原发病等。从心肺脑复苏的三个阶段来说，复苏后治疗主要是针对各组织器官由于缺血缺氧造成的功能损伤衰竭的恢复治疗，不包括原发病的治疗，原发病的治疗属于另一个范畴的内容，不属于心肺脑复苏范围。但是原发病的治疗和复苏后治疗无法截然分开，所以，广义的心肺脑复苏也包括原发病的治疗，或者包括原发病治疗的一部分内容。

在实际工作中，心肺脑复苏并不是机械地划分为三个阶段。由于发病地点和周围条件不同，复苏过程也会不同。一些在医院病房中发生的心搏骤停，就直接进入到高级生命支持阶段了；而如果在偏僻地方，可能很难进入到第二阶段。我们要明白复苏措施的机制，充分利用好现有条件，尽快施救，这样可能会挽救更多心搏骤停患者。

连续性血液净化

【导言】连续性血液净化（CRRT）是 ICU 的重要治疗措施之一，CRRT 涉及的内容很多，本文简要叙述 CRRT 的基本原理。

血液净化的目的

病人血液中有一些代谢产物，比如肌酐、尿素等，如果浓度过高而自身不能很好清除时，需要利用血液净化措施进行清除；血液中的电解质，比如钾、钠、钙等，有时候浓度偏高，需要净化清除；有些病人因中毒，毒物成分吸收入血液中，需要净化清除；有些病人因发生严重的全身炎症反应，产生大量的炎症因子，需要净化清除；有些病人因心力衰竭等导致水钠潴留，需要净化清除。

血液净化的方式

主要有三种方式：血液透析、血液滤过、血液灌流。还可将以上方式组合，比如血液透析滤过。另外，血浆置换也属于血液净化的范畴。

血液净化的基本原理

血液透析利用的是弥散原理，即溶质分子通过布朗运动方式由浓度高的区域向浓度低的区域运动最终达到浓度平衡状态，这一过程是靠浓度差来实现的；血液滤过利用的是超滤原理，即溶剂和部分溶质分子（能通过滤膜的溶质）通过对流的方式由压力高的区域向压力低的区域运动最终达到压力平衡状态，这一过程是靠压力差来实现的；血液灌流利用的是吸附原理，即血液流过特殊的滤器（炭肾），滤器中的活性炭将需要清除的溶质吸附清除。

血液净化的实现

图 2 为滤器的示意图，虚线表示半透膜，将滤器隔为 A、B 两部分，血细胞和血液中的大分子成分不能通过半透膜。血液由 a 进入滤器，流经 A，由 b 流出滤器；透析液由 c 进入滤器，流经 B，由 d 流出滤器。

如果将 a 接到动脉，将 b 接到静脉，则血液利用动静脉压力差而不需要泵就能经过 A 而循环；透析液接 c，回收液接 d，可以通过悬挂透析液的高度使 c、d 间产生适当的压力差而进行循环。这就是最简单的血液透析。A 中的肌酐、尿素、电解质等小分子物质可以利用 A、B 间的浓度差而弥散进入到 B，血细胞以及大分子物质不能进入，这种血液透析的效率是很低的。

如果在 a 处接一个泵，则 a 可以不接动脉而接静脉来实现循环，这样能提高效率，且连接静脉比连接动脉要更容易、更安全。如果在 c 处接一个泵，则可以利用泵而不通过悬挂透析液的高度使 c、d 间产生压力差，从而使透析液循环。这就是较好的透析机。

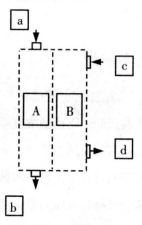

图 2　滤器示意图

上述的透析机 A、B 间的压力是相等的，肌酐、尿素、电解质等小分子物质可以利用 A、B 间的浓度差向低浓度区域弥散，这个弥散是双向的，故可以利用透析给低钾低钠患者补充电解质。水可以在 A、B 间自由流动，由于 A、B 间的压力在理论上是相等的，而实际上由于溶质浓度的变化，两边渗透压会产生变化，故实际压力也会有变化，压力的变化也会导致两边液体量的不平衡，这就是透析可能引起血流动力学不稳定的原因之一。

如果通过泵调节 A、B 间的压力，使 A 的压力大于 B 的压力，那么 A 中的水以及肌酐、尿素、电解质等小分子物质和部分中分子物质可以利用 A、B 间的压力差而对流进入 B，这就是血液滤过。理论上血液透析只弥散溶质，溶剂不变化。血液滤过是溶质和溶剂一块对流的，当然，不能通过半透膜的溶质是不能对流的。

其实，血液滤过时，A 中的溶剂会对流到 B 中，对 B 来说是进少出多，也就是说从 c 进的少，从 d 出的多。对 A 来说，机体会脱水，所以必须给机体补液。补液有两种途径，一个途径是前补液，在 a 处补液；另一个途径是后补液，在 b 处补液。很显然，后者清除溶质的效率比前者高，但后者在滤过的过程中将血液浓缩，形成血栓的可能性大，需加强抗凝。

血液滤过的效率要比血液透析高，但是成本也高。也可以通过泵的调节使 A、B 间有适当的压力差，同时配置适当浓度的透析液使 A、B 间产生适当的浓度差，这就是血液滤过透析。其实血液滤过与血液透析没有截然的分界线，血液滤过与血液透析可以用同样的滤器。

人体肾脏清除毒物的基本原理也是血液滤过，人肾每 24 h 产生原尿 180 L，大部分又会被重吸收。血滤机每小时的通过能力为 2 L。

上述的滤器也有一定的吸附功能，但能力很弱，一个滤器的过滤面积约 1 m^2，如果将滤器替换成具有强大吸附功能的炭肾，图 2 就成了血液灌流的示意图了。炭肾的吸附面积大约为 300 000 m^2。

炭肾的一个主要副作用就是溶血，试想红细胞要流过 300 000 m^2 的过滤面积，是会被刮伤的。在滤网外涂一层生物膜，基本解决了溶血问题，但仍要注意。

一般炭肾在吸附时无选择性，会将葡萄糖也吸附走，因此会发生低血糖，所以要预灌葡萄糖，要让预灌的葡萄糖先将相应的吸附位置占满。

总体来说，弥散是需要时间的；对流需要很多溶剂；灌流时间快、效率高，但炭肾很贵。

血液透析的病人还需要间断做血液滤过

血液透析能够清除肌酐、尿素、电解质等小分子物质，对于中分子物质的清除能力要差一些。而血液滤过对小分子物质和中分子物质都具有清除能力。这一点也很容易理解，就是中分子物质靠浓度差不能通过半透膜，需要一个压力差，随着溶剂一同过去。人体代谢废物以小分子为主，中分子虽然少，但时间长易聚集。

连续性血液净化（CRRT）

上述的血液滤过与血液透析中，浓度差、压力差、渗透压都是一些不断变化的数值，这就导致患者血流动力学的不稳定。尽管可以通过入量与出量的调节进行调整，但对于血流动力学本身就不稳定的患者来说，这些方式影响大，调节慢。所以需要CRRT。

CRRT其实就是在图2中的a、b、c、d四个地方都安装一个泵，可以严格控制压力差、进出量，计划出多少液体就出多少。另外CRRT的滤器要特殊一些。

柠檬酸钠抗凝的原理

血液离开血管就会凝固，因此血液净化时需要对离开血管的血液做抗凝处理。CRRT一般使用肝素或柠檬酸钠抗凝，肝素的抗凝机制前面已经介绍；柠檬酸钠抗凝的机制是将血液中的钙离子（也就是凝血因子Ⅳ）螯和掉，这样血液就成为了不凝血，通过滤器以后，回输进体内时需再补充钙离子。目前使用柠檬酸钠抗凝并不多，多数还是用肝素抗凝。

CRRT时用到肝素的环节

CRRT时常用肝素抗凝，机制前面已述。ICU的医生需要清楚

CRRT 时哪些环节使用了肝素，这样一旦发生出血或肝素过量，就可以正确计算鱼精蛋白的需要量。一般情况下，重症病人 CRRT 时用到肝素的环节有七个：预充管路、首剂、持续泵入、封管、穿刺时预充双腔管、穿刺时推入、其他与 CRRT 无关部位的使用。

预充管路包括管路和滤器，各个品牌管路和滤器的容积相差不大，以我们科室所用的费森尤斯为例，管路和滤器的容积约 150 mL。预充液要另配，配液量约需 1 000 mL。为何预充容积 150 mL，预充液却需要 1 000 mL？这是因为要把 150 mL 的预充管路充满，必然有一部分会流入废液袋。计算肝素用量时，这部分应按 150 mL 计算，而不要按 1 000 mL 来算。

细处不微

【导言】对于重症病人，既有大的决策，整体的思维，也有局部的小的细节，常说"细节决定成败"，这句话放在哪儿都对。我们把教科书和其他专著不常述及而实际工作中却经常用到的一些细节总结梳理出来，本章就叫"细处不微"，也把这四个字作为本书的结尾。

气管插管固定法

目的：解决意外脱管问题。

方法：第一步，将气管插管与牙垫固定牢固，取 15 cm 长、1.8 cm 宽的胶布一条，先在气管插管的相应位置缠绕一周（必须达到一周形成闭合），再将牙垫有槽的一面放在气管插管缠胶布处，继续用此胶布紧绕牙垫和气管插管数周将两者固定紧；第二步，用牙垫的固定绳与患者头颈部固定牢。

要领：（1）胶布太窄黏合力差，太宽不好操作。（2）先用胶布缠绕气管插管一周，必须是闭合的一周，只有闭合才能黏紧，防止日后气管插管与牙垫因固定不牢靠而分离。气管插管与牙垫如果黏合不紧呈分离状态，病人容易吐管而导致意外脱管。（3）要预知固定气管插管的胶布在以后的时间里往往会变湿，变湿以后黏合力明显下降。

带机吸痰法

目的：解决插管病人的吸痰问题。

方法：经呼吸机管路 L 型接头的自封闭孔下的吸痰管吸痰，再注入 5 ~ 10 mL 生理盐水灌洗，再吸出，反复 2 ~ 3 次。

要领：（1）要使用有自封闭孔的 L 型接头，操作时呼吸机供氧不间断。（2）操作要柔和，尽量减少对支气管壁的损伤。（3）注入生理盐水起到化痰、湿化的作用，要根据情况，如果有肺水肿，痰液稀薄，可不注入生理盐水。

带机内镜灌洗吸痰法

目的：解决带呼吸机病人内镜检查或治疗时的缺氧问题。

方法：支气管镜从 L 型接头的自封闭孔入气管插管，分别到达各支气管，吸痰，再注入 10 mL 左右生理盐水灌洗，再吸出。依次完成左支气管的上下分支支气管和右支气管的上中下分支支气管的灌洗吸痰。

要领：（1）速度要快，整个过程尽量不要超过 10 min。（2）要使用有自封闭孔的 L 型接头，操作时呼吸机供氧不间断。（3）操作要熟练，尽量减少对支气管壁的损伤。（4）注入生理盐水起到灌洗、化痰、湿化的作用，要根据境况，如果痰液黏稠干燥，每次注入 10 mL 左右，灌洗后吸出；如果有肺水肿，气管内湿润不干燥，痰液稀薄，可不注入生理盐水，或减量注入。（5）灌洗完毕后，进行一次振动排痰，将没吸出的痰和生理盐水排出。

转移病人法

目的：解决昏迷病人做 CT 扫描、X 线检查以及换床时的转移搬动问题。

方法：（1）串联法，即两床首尾相接，工作人员站于两侧，一边 2～4 名工作人员，托起病人转移至另一床，注意要有专人拖住头部，以免颈椎受伤。（2）并联法，即两床并列在一起，采用抬、托、拉结合的方式转移至另一床。

要领：串联法优于并联法，人多时（5 人以上）用串联法，人少时用并联法。脊柱有损伤时用串联法，特别危重的病人用串联法。转移时最好连着褥子或床单转移，转移完毕后再撤换整理。

拔除胸管法

目的：因为胸管有侧孔，一般有两个侧孔，最远的侧孔与主孔的距离为 4 cm，对于体型瘦、胸壁薄的患者，特别是胸壁厚度小于 4 cm 的患者，拔除胸管时由于侧孔已经露出胸壁，主孔尚在胸腔内，如果此时胸腔是负压状态可能会造成气胸。另外，胸管放置时间长，拔管后胸壁放管处闭合不严密，导致与外界相通漏气，是形成气胸的另一个原因。本方法解决拔除胸管时可能出现气胸的问题。

方法：打开缝合包，先将胸管及周边皮肤进行消毒，在胸壁的胸管上方距胸管 0.5 cm 处和下方距胸管 0.5 cm 处各穿一根缝合线，再将两处的缝合线扣好（预打结），由助手拉住上下各一根拉头。拔管者在胸管的皮肤入口处绕胸管缠上凡士林纱布，凡士林纱布的外面再缠上无菌棉垫，用左手握住棉垫并捏紧，用力贴紧胸壁，用右手拔出胸管。胸管拔离胸壁时，助手立即拉紧缝合线的两个拉头且不要放松，移去棉垫和凡士林纱布，用止血钳或持针器夹住缝合线并打结。如果患者是自主呼吸并且意识清晰能配合，拔管时叮嘱患者屏住呼吸；如果患者是自主呼吸但意识不清不能配合，尽可能在呼气期拔管；如果是机械通气患者，在吸气期拔管。

要领：（1）要明白拔除胸管时形成气胸的原理。（2）在胸管的上方和下方胸壁上预先穿线并在最后缝合，是为了解决拔管后胸壁放管处闭合不严密的问题。（3）绕胸管缠凡士林纱布和无菌棉垫，拔管时握住并用力贴紧胸壁，相当于增加了胸壁的厚度，避免了由于胸壁薄出现侧孔在胸外、主孔在胸腔内的情况。（4）在吸气期还是在呼气期拔管，要看患者是否机械通气、能否配合，尽可能在胸腔非负压期拔管为好。

引流装置固定法

目的：解决各类引流装置的规范放置问题。

方法：普通腹部手术、妇科手术、骨科手术、耳鼻喉科手术以及引流管不与脑室相通的脑科手术的术后引流袋，要挂置在低于病床平面以下的位置，要挂置牢固；胸腔闭式引流瓶要放置在地面上，并注意固定，防止翻倒；脑室引流装置要根据引流量及时调整引流壶高度，引流壶出液口高度保持在侧脑室平面以上 10 ~ 15 cm，避免引流不够或引流过度，引流袋位置要低于引流壶，最好挂置在低于病床平面以下的位置，避免倒流入引流壶；手术部位与脑室相通的脑科手术也要用脑室引流装置，方法同上。

要领：要弄清各引流装置的引流原理；引流袋须规范挂置并固定好。

三人推床（车）法

目的：解决推床（车）时磕磕碰碰的问题。

方法：一人在前控制方向，一人在后用力推床（车），一人在中间观察病人。

要领：前面的人控制方向，无须用力拉床（车），注意拐弯时半径要大，如果拐弯半径小会导致床（车）头过去了，但床（车）身或床（车）尾蹭到拐角处；后面的人用力推，并注意掌控速度；中间的人把注意力集中在病人身上，并注意观察监护仪、呼吸机、微量泵、引流袋等；ICU 病人外出检查往往是固定的几条线路，注意摸索出线路特点。

快速输血法

目的：解决大量失血病人输血速度慢的问题。

方法：用一输液三通接头，一头连接患者的中心静脉导管，另一头连接血袋，中间的接头连接一个 50 mL 的注射器。先将注射器与血袋接通，吸入 50 mL 血液，再将注射器与中心静脉导管接通，把注射器中的 50 mL 血液注入中心静脉导管。反复进行。

要领：大出血需要快速输血时用此法，一般用于全血或悬浮红细胞，因为比较黏稠，普通方法输注速度慢。

抗心率失常等待期

目的：避免抗心律失常药物对重症病人血压和心脏的抑制，导致心脏停跳。

内容：患者的血压低、血流动力学不稳定、氧饱和度低时，利多卡因、美托洛尔、普罗帕酮、胺碘酮等抗心律失常药物对心脏的抑制作用会更加明显，此时如果出现期前收缩、心动过速，不要急于使用抗心律失常药物，要耐心等待，积极提升血压、稳定血流动力学、纠正缺氧。待血压升高、血流动力学稳定，缺氧改善后期前收缩、心动过速可能会消失，如果还存在，再考虑使用抗心律失常药物。

预估带机时间法

目的：本方法预估多发肋骨骨折病人的上机指征和带机时间，避免了因上机过晚而延误治疗，以及频繁的试脱机给病人带来的痛苦。

内容：左右任何一侧的肋骨骨折大于 5 根时，上机的可能性很大，带机的天数大约等于两侧肋骨骨折根数之和。比如，一侧 5 根肋骨骨折，另一侧 2 根肋骨骨折，有上机可能，如果上机，大约需要带机 7 天；一侧 7 根肋骨骨折，另一侧 3 根肋骨骨折，上机可能性大，大约需要带机 10 天；一侧 7 根肋骨骨折，另一侧 8 根肋骨骨折，上机几乎是必须的，可能需要带机两周。

这是因为肋骨骨折不仅仅是断了骨头，更表明了肺挫伤的程度，断的肋骨越多，肺挫伤自然越严重，而且还可能会有血气胸，需要下胸管。有了这样的预估后，该上机的早上机，避免到了很严重的时候不得不上机，延长治疗时间，甚至还会导致病情加重，器官衰竭而死亡；有了这样的预估，还能避免频繁的试脱机给病人带来的痛苦。

左右任何一侧肋骨骨折的根数都小于 5 根时，可能不需要上机，但要采取积极措施，比如镇痛、鼓励患者咳嗽等。如果患者不能配合，或者其他脏器伤势严重，也要积极上机治疗。

多发肋骨骨折病人在 3～5 天之内病情会呈现逐渐加重的趋势，骨折根数越多，到达高峰期的时间越长，程度也越重。切不可因为入院时"看起来"不严重而掉以轻心。

对于做了肋骨骨折内固定术的多发肋骨骨折病人也适合本法，因为骨折内固定并不会减轻肺挫伤的程度。